G. DE ROUVILLE

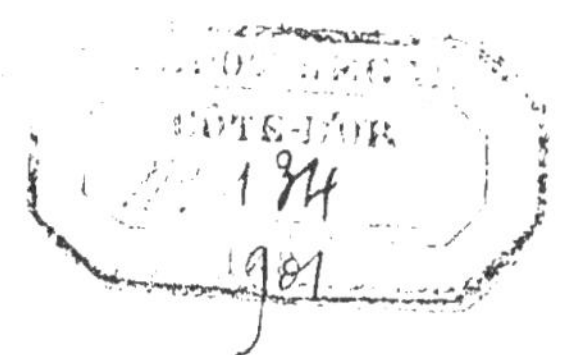

Consultations

de Gynécologie

à l'usage des Praticiens

PRÉFACE PAR LE DOCTEUR J. LUCAS-CHAMPIONNIÈRE

CHIRURGIEN DE L'HOTEL-DIEU
MEMBRE DE L'ACADÉMIE DE MÉDECINE

PARIS

J.-B. BAILLIÈRE ET FILS

—

1902

CONSULTATIONS DE GYNÉCOLOGIE

LIBRAIRIE J.-B. BAILLIÈRE ET FILS

Du même auteur

Consultations chirurgicales à l'usage des praticiens [en collaboration avec J. Braquehaye]. Préface par le Professeur Duplay, 1901. In-8°, 351 pages.

Dijon. — Imprimerie Darantiere, 65, rue Chabot-Charny (1901)

G. DE ROUVILLE

PROFESSEUR AGRÉGÉ A LA FACULTÉ DE MÉDECINE
DE MONTPELLIER

CONSULTATIONS
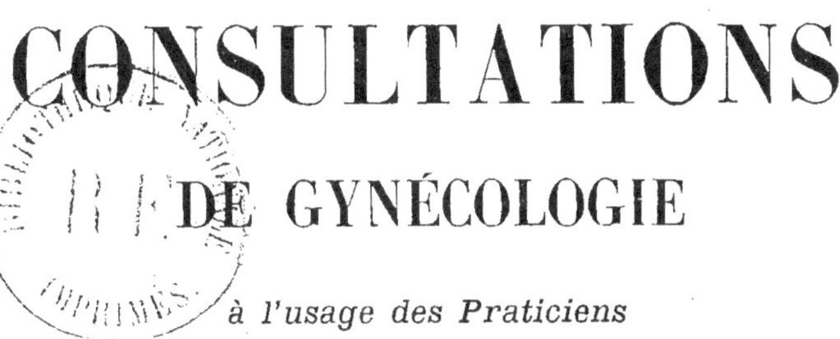
DE GYNÉCOLOGIE

à l'usage des Praticiens

PRÉFACE PAR LE DOCTEUR J. LUCAS-CHAMPIONNIÈRE

Chirurgien de l'Hôtel-Dieu
Membre de l'Académie de Médecine

Avec Figures intercalées dans le texte

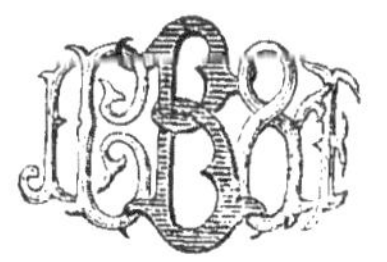

PARIS

LIBRAIRIE J.-B. BAILLIÈRE ET FILS

19, rue Hautefeuille, prés du Boulevard Saint-Germain.

1902

PRÉFACE

M. le Dr de Rouville, ayant l'expérience d'un livre élémentaire de consultations chirurgicales qu'il a déjà publié, a eu la bonne pensée de faire pour les consultations gynécologiques une sorte de manuel du même ordre.

C'est avec plaisir que je le présente au public médical. Le succès du premier livre répond du succès prochain du second.

Ce n'est pas là chose si facile que l'on pourrait imaginer que donner des livres élémentaires et bien condensés ; sans une épreuve faite, il est bien difficile de savoir si on réussira.

Donner en peu de lignes une œuvre claire, mettre dans sa consultation tous les faits indispensables, négliger les hors-d'œuvre qui allongent ou obscurcissent, savoir choisir les faits primordiaux et laisser dans l'ombre des questions peut-être utiles mais qui pourraient troubler un lecteur qui n'a qu'un loisir médiocre ou qui ne peut étudier une question à fond : ce sont là les éléments d'un programme très difficile à soutenir jusqu'au bout ; il faut un réel dévouement à l'enseignement pour s'y astreindre sans regret.

M. de Rouville l'a déjà fait pour la chirurgie et le fait ici mieux encore pour la gynécologie.

Lorsqu'il était mon interne à l'hôpital Saint-Louis, il se livrait déjà avec prédilection à cette étude. Dans ce service où les faits de gynécologie et les grandes opérations étaient abondants, il me fut un aide tout particulièrement instruit et attentif pour les cas de gynécologie.

Bien des années se sont passées. Aujourd'hui professeur, il présente une œuvre de gynécologie pratique.

Un traité de thérapeutique gynécologique est maintenant d'un caractère tout particulier. A notre époque, la gynécologie est devenue toute chirurgicale et presque toute opératoire. Avant nous, certaines opérations se faisaient très superficielles et non sans accidents. Avec la chirurgie antiseptique, que j'ai introduite en France et, que j'ai le premier appliquée aux accouchements et à la gynécologie, une ère nouvelle a commencé ; le vagin, l'utérus, les ovaires sont devenus les champs des opérations les plus fréquentes, les plus fécondes et les plus inoffensives. Cette chirurgie nouvelle s'est même montrée si heureuse, que l'intervention opératoire y a été jusqu'à l'abus.

Aussi un traité de thérapeutique gynécologique, si rapide qu'on veuille le faire, doit-il toucher à une foule de conditions nouvelles.

Celui-ci contient en résumé le plan de nombreuses opérations et l'indication des meilleures conditions de l'intervention. Il montre les ressources que les interventions les plus récentes apportent au gynécologue. Il montre aussi, et ce n'est pas là le moindre de ses mérites, quels sont les excès opératoires qu'il faut éviter. Quelques figures enseignent d'une façon visible les temps des opérations. C'est à la fois un guide instruit et sage.

Le livre de M. de Rouville est une œuvre très personnelle et très documentée. Il traite de toutes les questions opératoires avec une compétence parfaite et avec une grande clarté. On peut même en dire qu'il est très supérieur, comme fonds et comme valeur scientifique, au titre modeste que son auteur a tenu à lui donner.

Je suis bien convaincu qu'il recevra du public médical l'accueil qu'il mérite et que son succès sera plus considérable encore que celui des Consultations chirurgicales du même auteur.

J. Lucas-Championnière,

Chirurgien de l'Hôtel-Dieu,
Membre de l'Académie de médecine.

CONSULTATIONS GYNÉCOLOGIQUES

AMÉNORRHÉE

(α privatif ; μην, mois ; ρεω, couler ; absence de menstruation).

Recommandation très importante : **s'enquérir toujours de la possibilité d'une grossesse au début** (aménorrhée physiologique !).

Eléments étiologiques : *a*) aménorrhée *de causes générales* : chlorose, anémies, tuberculose (jeune fille débile, insuffisamment nourrie ; hygiène défectueuse, logement insalubre (pas d'air, pas de soleil) ; manque d'exercice, surmenage physique, intellectuel...) ; maladies générales infectieuses (convalescence) ; névropathies diverses (hystérie !) ; cachexies (palustre, saturnine...) ; pléthore *b*) aménorrhée *de causes locales (génitales)* : absence congénitale, arrêt de développement des ovaires, de l'utérus, leur ablation chirurgicale ; périmétrosalpingites ; atrophie acquise de l'utérus (involution exagérée après grossesses multiples, allaitement trop prolongé); flexions utérines, tumeurs ovariennes doubles .., *c*) aménorrhée *de causes accidentelles* : coup de froid, bains de pieds froids pendant les règles ; vive émotion, frayeur, traumatisme...

Signes cliniques : *a*) *aménorrhée primitive* : retard dans l'apparition des règles (18-25 ans), les femmes réglées tard sont généralement ménopausées tôt (30-35 ans) ; *b*) *aménorrhée secondaire* : suppression brusque ou progressive (écoulement menstruel de moins en moins abondant à chaque période) des règles (suivant causes) ; époques menstruelles souvent marquées par les seuls symptômes du molimen menstruel : (céphalalgie, palpitations, bouffées de chaleur, nervosisme...) ; dans certains cas, hémorrhagies supplémentaires, vicariantes : (nez, bronches, estomac, rectum. .), éruptions cutanées périodiques (herpès, acné, eczéma... érysipèle...).

I. — JEUNE FILLE AMÉNORRHÉIQUE PAR CHLOROSE :

1° Traiter la chlorose (fer, arsenic, hydrothérapie...);

2° Ne jamais chercher à combattre le symptôme *aménorrhée* avant que, sous l'influence d'une amélioration considérable de l'état général, soient apparus quelques signes de molimen menstruel ou un écoulement leucorrhéique périodique ; agir alors, comme pour III, IV, *pendant les quelques jours qui précèdent l'apparition présumée des règles.*

II. — JEUNE FILLE PALE, ANÉMIQUE, FATIGUÉE PAR LA CROISSANCE, A DÉVELOPPEMENT SEXUEL RETARDÉ :

1° Traiter l'état général (vie au grand air, exercice modéré sans fatigue, fer, arsenic...).

2° Comme pour I.

III. — AMÉNORRHÉE ACCIDENTELLE (Refroidissement, émotion morale, frayeur...), chez jeune fille ou femme jusque-là bien réglée :

Traitement direct de l'aménorrhée :

Quelques jours avant l'époque présumée des règles (signes du molimen) : pédiluves chauds, sinapisés, bains de siège chauds ou additionnés de farine de moutarde (250-500 grammes) pendant 15 à 20 minutes ; douches vaginales chaudes ; sinapismes à la face interne des cuisses ;

S'il est nécessaire : a) emménagogues à faibles doses : apiol (2 capsules de 25 centigrammes par jour, une le matin, une le soir) ;

Ou : safran (0,05 à 0,10 c. par jour, en cachets) ;

Ou : permanganate de potasse associé au kaolin (0,15 c. de chaque par pilule) : prendre 2 ou 3 pilules par jour.

b) Purgatifs drastiques (associés ou non aux emménagogues) : aloès, cascara, eau-de-vie allemande (teinture de jalap composée), podophylle...

IV. — AMÉNORRHÉE DE LA PUBERTÉ ; TORPEUR GÉNITALE :

a) Aucun signe de molimen menstruel : traiter l'état général (reconstituants, toniques, hydrothérapie, frictions sèches), et attendre l'arrivée des règles, sans combattre directement le symptôme aménorrhée ;

b) Phénomènes du molimen menstruel : 1° traiter l'état général comme pour *a*) ;

2° Traiter le symptôme aménorrhée, comme pour III et, en plus, s'il y a lieu : *électricité* : courants constants (pôle négatif sur l'hypogastre, pôle positif sur la région lombaire) ;

Conseiller le *mariage* (en l'absence de toutes contre-indications).

V. — AMÉNORRHÉE DES PLÉTHORIQUES :

1° Modifier l'état pléthorique (émissions sanguines locales (ventouses scarifiées sur les régions sacrée, lombaires) ; purgatifs répétés ; hygiène appropriée...).

2° Traitement comme pour III, et, en plus : *électricité* : courant continu (*pôle positif* dans la cavité utérine, ou chez les vierges, sur l'hypogastre, *pôle négatif* sur la région lombaire).

En cas de molimen menstruel accentué : *scarifications du col* (à l'époque présumée des règles) : ponctions du col au bistouri (1 centimètre de profondeur), tout autour et au voisinage du museau de tanche ; laisser saigner de 1 à 10 minutes ; injection de sublimé (1 p. 4000) ; mèche de gaze aseptique sur le col.

VI. — AMÉNORRHÉE CHEZ LES FEMMES
OBÈSES ENCORE JEUNES :

1° Combattre l'obésité ; régime sec, pas de féculents, exercice, traitement thermal (Brides, Salies de Béarn) ;

2° Curettage suivi d'injections iodées à l'époque présumée des règles (Pozzi).

ANESTHÉSIE GYNÉCOLOGIQUE

Les indications et les contre-indications de l'anesthésie générale (éther, chloroforme...) et de l'anesthésie locale (chlorure d'éthyle, cocaïne, nirvanine...) restent en *gynécologie* ce qu'elles sont en chirurgie générale (1) ; je n'en parle donc pas.

ANALGÉSIE PAR INJECTION INTRA-RACHIDIENNE
DE COCAINE (2)

Étude clinique : A) *de l'analgésie :* premières sensations perçues par la malade (fourmillements, engourdissement, froid, dans les pieds, puis dans les jambes), de 4 à 10 minutes après l'injection ; perte progressive de la sensibilité à la douleur, persistance de la sensibilité au contact, à la température, du sens musculaire (motricité conservée). Marche ascendante de l'analgésie (orteils, pieds, jambes, cuisses, bassin, lombes, région ombilicale, bord inférieur du thorax (rarement plus haut) ; extension aux viscères (utérus, annexes, reins, estomac, intestin). A. parfaite (sauf exceptions rares). Durée : une demi-heure à une heure et demie. Retour de la sensibilité de haut en bas.

B) *Des phénomènes qui l'accompagnent :* a) symptômes subjectifs : quelquefois nuls ; le plus souvent, *malaise* (anxiété respiratoire, pesanteur épigastrique, besoin d'air, sueurs de la face...) apparaissant 5 à 8 minutes après l'injection et durant dix minutes environ ; *nausées* fréquentes (30 0/0 ; *vomissements* (20 0/0) apparaissant de la dixième à la quinzième minute ; cessent vite.

b) Troubles des divers appareils : intégrité fonctionnelle absolue du

(1) Voir Braquehaye et de Rouville, *Consultations chirurgicales.* Paris, 1901.

(2) Je rédige cette consultation d'après les magistrales publications de mon maitre Tuffier, et aussi d'après les enseignements de mon expérience personnelle portant sur une cinquantaine de faits.

système nerveux central encéphalique et du système médullaire au-dessus des régions analgésiées. *Appareil circulatoire:* pouls généralement rapide et un peu mou (parfois ralenti au début); tachycardie fréquente; *appareil respiratoire :* indemne ; *appareil digestif :* vomissements, soif, parésie du sphincter anal (5 0/0) ; *appareil uréthrovésical :* indemne (pas d'incontinence), sauf exception (Bazy);

C) *Des phénomènes qui la suivent :* a) symptômes subjectifs : céphalalgie (40 0/0) gravative (frontale, occipitale) apparaissant 6 à 8 heures après l'opération, disparaissant le plus souvent le lendemain matin (rarement elle dure 2 ou 3 jours) ; faits rares de céphalée tardive (2e ou 3e jour) ;

b) Troubles des divers appareils : *système nerveux :* intégrité absolue ; *système circulatoire :* intact. *Hyperthermie* (45 0/0) (38°, 38°5, rarement 39°-39°5) : « le thermomètre commence à monter environ de 4 à 6 heures après l'analgésie ; il atteint son maximum de la 8e à la 10e heure, et, après 12 à 14 heures, il descend à la normale » (Tuffier). *Appareils respiratoire, urinaire :* indemnes.

Technique opératoire (de Tuffier) : *instruments nécessaires* : 1° une seringue de Pravaz stérilisable; 2" l'aiguille de Tuffier (1).

Solution de cocaïne à employer : solution de chlorydrate de cocaïne à 2 0/0, parfaitement aseptique et préparée de fraîche date (2).

---

(1) Cette aiguille est en platine irridié et mesure 8 centimètres de long; son diamètre externe est de 10 dixièmes de millimètre ; son diamètre interne de 6 dixièmes de millimètre ; sa portion piquante est taillée en biseau très court ; elle est facile à stériliser ; sa longueur lui permet d'atteindre, à coup sûr, l'espace sous-arachnoïdien, dont la distance à la peau varie beaucoup suivant l'âge et aussi suivant l'obésité ou la musculature des sujets (de 1 à 4 cm. chez l'enfant, de 4 à 7 cm. chez l'adulte) ; grâce enfin à la brièveté du biseau qui la termine, le chirurgien peut être certain, lorsque, après la ponction lombaire, le liquide céphalo-rachidien s'écoule, que l'extrémité terminale de l'aiguille plonge entière dans la cavité sous-arachnoïdienne et que, par suite, la solution de cocaïne injectée par l'aiguille, pénétrera en totalité dans cette cavité.

(2) Porter la solution à 60° C. dans un bain-marie pendant une heure ; la laisser à 38° ou 36° pendant 24 heures; la reporter de nouveau à 60° dans le bain-marie et la laisser refroidir à 38° ; répéter l'opération 3 ou 4 fois de suite (Carrion). Conserver le liquide dans ampoules stérilisées contenant chacune 2 grammes de la solution.

Soins antiseptiques préopératoires : asepsie des mains de l'opérateur, de la région lombaire de la malade (savon, alcool, sublimé), de l'aiguille, de la seringue (ébullition).

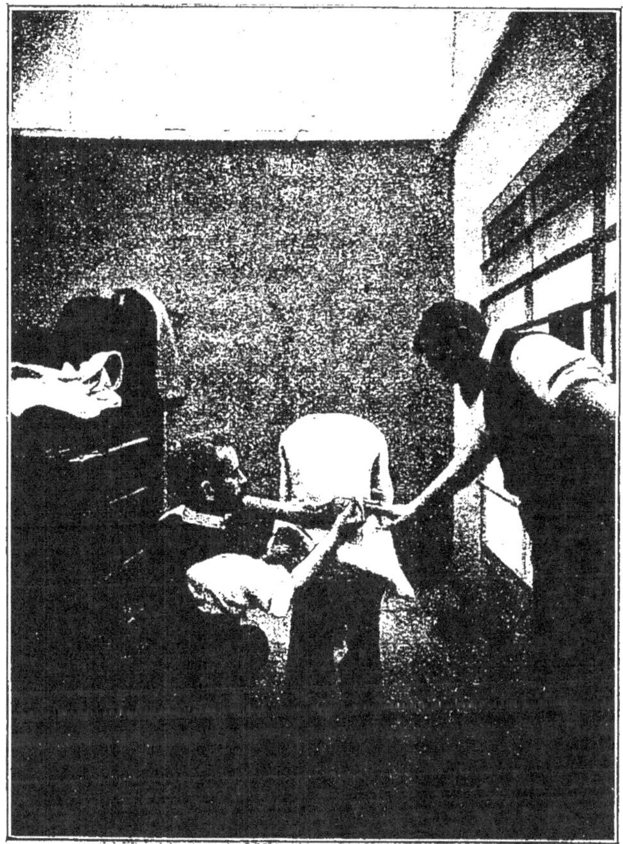

Fig. 1. — 1er temps. Ponction lombaire.

Position de la malade : assise, les deux bras portés en avant, tronc dans la rectitude.

Recherche de l'apophyse épineuse de la 4e vertèbre lombaire : réunir par une ligne transversale les deux crêtes iliaques repérées par un aide ; cette ligne passe au niveau de l'apophyse cherchée ;

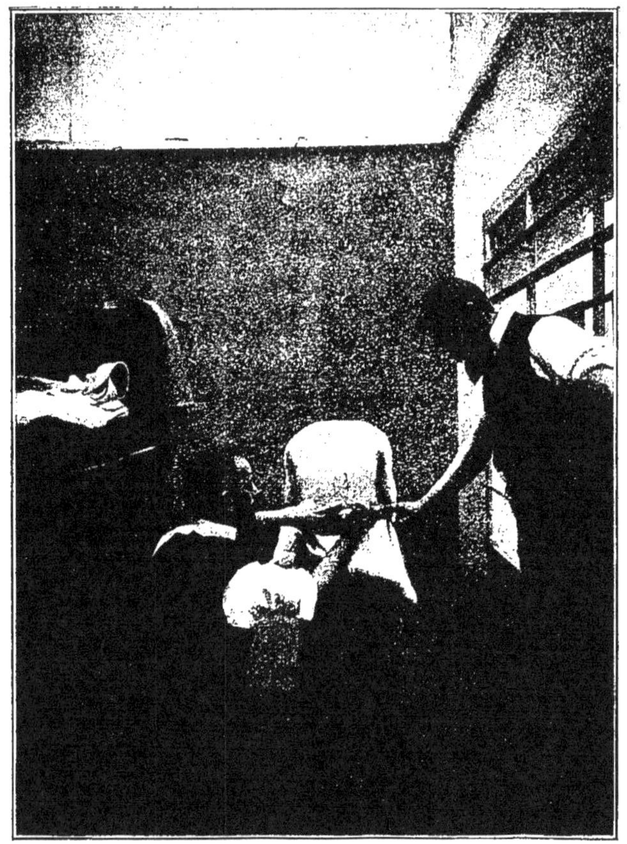

Fig. 2. — 2e temps. Injection de la solution cocaïnée.

Position du chirurgien : derrière la malade, l'index ou le médius gauches placé à demeure sur la 4e apophyse lombaire ;

Recommandations à la malade : 1° penchez le tronc en avant, faites « gros dos ».

2° « Ne bougez pas, je vais vous piquer, vous sentirez peu de chose. »

Ponction : saisir l'aiguille entre le pouce, l'index et le médius de la main droite, et l'enfoncer perpendiculairement d'arrière en avant, (ou un peu obliquement de dehors en dedans) à droite de la colonne vertébrale, à 1 centimètre environ de la ligne épineuse, tout contre le bord de l'index qui repère l'apophyse (fig. 1 et 3).

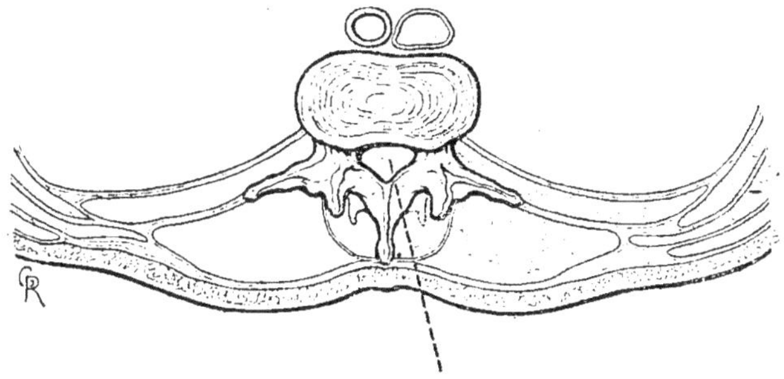

Fig. 3. — Coupe de la région lombaire, montrant les plans à traverser et la direction à suivre pour pénétrer dans le canal (Tuffier, *L'analgésie cocaïnique*).

Ne passer au temps opératoire suivant (injection de la solution cocaïnée) qu'après avoir constaté l'issue du liquide céphalo-rachidien, clair, jaunâtre, qui sort de l'aiguille goutte à goutte « ou par saccades rythmiques » (1).

(1) L'écoulement du liquide céphalo-rachidien est « le seul signe permettant d'affirmer que l'aiguille se trouve bien dans la cavité. » Il peut arriver, et j'ai noté quelquefois l'incident lors de mes premières ponctions, que l'aiguille vienne buter sur un plan résistant (lame) : le mieux est alors de retirer l'aiguille et de faire une autre ponction un peu plus haut ou un peu plus bas. Il peut arriver aussi, et j'ai deux fois constaté le fait, que le liquide qui sort par l'aiguille soit teinté de sang : attendez un peu, il va devenir clair ; s'il reste hématique, retirez l'aiguille, ponctionnez en un autre point, et n'injectez la cocaïne que si le liquide est clair, limpide. Enfin, si l'aiguille, après avoir donné issue à quelques gouttes de sang, ne laisse plus passer aucun liquide, bien que plongeant dans la cavité sous-arachnoïdienne, c'est qu'elle est bouchée ; aspirez avec une seringue et le liquide s'écoulera.

Injection de la solution cocaïnée : saisir alors, mais *alors seulement*, de la main droite, la seringue chargée de la solution (et bien purgée d'air), l'adapter à l'aiguille, et pousser l'injection lentement, en *une minute* (ne pas injecter plus de 0,02 cgr. de cocaïne) (fig. 2) ;

L'injection faite, retirer l'aiguille d'un coup sec et faire appliquer sur l'orifice de ponction une légère couche de collodion aseptique.

Mettre la malade dans la position exigée par l'opération qu'elle a à subir (taille Trendelenburg). Nettoyer le champ opératoire ;

Avant de commencer l'opération, recouvrir, les yeux de la malade avec une compresse, pour « qu'elle n'assiste pas à sa propre opération ».

Moyens de combattre les incidents signalés (voir étude clinique) :

1° *Absence d'analgésie, malgré bonne technique, ou effroi de la malade, malgré analgésie parfaite* : « recourir à l'anesthésie générale (éther ou chloroforme) ».

2° *Nausées, vomissements* : inhalations d'oxygène?

3° *Céphalalgie* : « traitement préventif, à l'étude. »

4° *En cas d'accidents graves* (?) : l'expérimentation et la physiologie pathologique me conduisent à penser que c'est la respiration artificielle, la tête en position déclive, continuée avec persévérance, qui serait le moyen le plus efficace (Tuffier).

Indications. — Toutes les opérations gynécologiques peuvent être faites sous l'analgésie cocaïnique. Mais « pour les *opérations intrapéritonéales* (interventions abdominales laborieuses sur l'utérus), je ne conseille (à cause des nausées et des vomissements possibles) de recourir à l'analgésie médullaire qu'à ceux qui ont l'habitude de la chirurgie abdominale » (Tuffier).

Contre-indications. — Femmes hystériques (ne supportant pas le contact (non douloureux) des instruments). Enfants?

ANTISEPSIE — ASEPSIE

Pour tout ce qui est relatif au chirurgien et à ses aides, aux instruments et objets de pansements, au milieu et aux interventions abdominales, les règles d'antisepsie et d'asepsie restent, en *gynécologie*, ce qu'elles sont en *Chirurgie générale* (1).

I. — Région vulvaire : (2)

a) Savonner (solution alcoolique de savon noir) toute la région (pubis, grandes et petites lèvres, vestibule du vagin, plis génito-cruraux, face supéro-interne des cuisses, fourchette, région périnéale) avec la pulpe des quatre derniers doigts ;

b) Raser tous les poils (pubis, grandes lèvres, périnée) ;

c) Irriguer la région avec un jet d'eau antiseptique (sublimé à 1/2000), pour faire disparaître savon et poils ;

d) Savonner à nouveau toute la région et la brosser avec une brosse bouillie ;

e) Frotter toute la région (après l'avoir débarrassée du savon comme pour *c*), avec une compresse aseptique, imbibée d'alcool ;

(1) Voir Braquehaye et de Rouville, *Consultations chirurgicales*, Paris, 1901.

(2) Pour toute opération gynécologique se faisant par les voies naturelles, la malade, purgée la veille, sera lavementée, de bonne heure, le matin même de l'intervention. Le nettoyage du champ opératoire se fera dans la position de la taille, après évacuation aseptique de l'urine contenue dans la vessie. On n'interviendra qu'après avoir limité le champ opératoire aseptisé, avec des compresses aseptiques (une sur le pubis, une sur chaque cuisse, une sur le périnée, cachant l'anus).

f) Laver au sublimé à 1/2000 ;

Après l'intervention : appliquer sur la vulve un chiffonné de gaze iodoformée, recouvert d'un gâteau de ouate aseptique ; le tout maintenu par un bandage en T ;

Constiper la malade pendant 4 à 5 jours (une pilule d'extrait thébaïque de 5 centig. par jour).

II. — Vagin :

a) *Pendant les sept ou huit jours qui précèdent l'intervention* : faire, chaque jour, une irrigation vaginale antiseptique :

Technique : *Instruments nécessaires* : un bock-laveur de deux litres avec son tube en caoutchouc, une canule en verre de 10 à 12 centimètres de long, à bout olivaire présentant sur son pourtour une série d'orifices (faire bouillir le tout) ;

Solutions antiseptiques : sublimé (20 cgr. pour 1000) ; lysol (2 p. 100) ; acide phénique (1 p. 100) ; créoline (2 p. 100)... tièdes ;

Attitude de la femme : en décubitus dorsal (voir positions gynécologiques), sur le bord du lit (toile cirée sous le siège, disposée en gouttière, et plongeant dans un seau), bassin élevé, cuisses fléchies, en abduction, maintenues par deux aides (ou, à leur défaut, jambes soutenues par deux chaises élevées) ;

Irrigation : le bock tenu par un aide ou suspendu à un mètre au-dessus du niveau du vagin, l'appareil étant purgé d'air, introduire la canule avec douceur jusque sur le col, et faire passer dans le vagin cinq à six litres de la solution antiseptique employée.

b) *La veille de l'opération :*

1° Savonner le vagin (solution alcoolique de savon noir), le « rincer » avec l'index en crochet en raclant les parois, le brosser légèrement avec une brosse à ongles aseptique ;

2° Faire une injection vaginale antiseptique (lysol, acide phénique) ;

3° Bourrer le vagin de gaze iodoformée ;

4° Raser et nettoyer la région vulvaire comme pour A (ne jamais intervenir sur ou par le vagin sans avoir exactement aseptisé la région vulvaire !)

c) Au moment de l'intervention :

1° Retirer le tamponnement vaginal iodoformé ;

2° Faire, dans le vagin, une bonne irrigation antiseptique tiède (lysol à 2 p. 100) ;

3° Laver à l'alcool, puis au sublimé (1 p. 2000) ou au lysol (2 p. 100) la région vulvo-périnéale.

d) Après l'intervention : faire une injection vaginale antiseptique (lysol, 2 p. 100) ;

Mettre à demeure dans le vagin une mèche de gaze iodoformée ;

Appliquer sur la région vulvaire un pansement comme pour I.

III. — **Utérus.**

Ne jamais intervenir sur l'utérus (cathétérisme, curettage, amputation du col, hystérectomie vaginale, etc...), sans avoir exactement aseptisé la vulve et le vagin comme pour I et II.

a) Si utérus aseptique (rare) : toute manœuvre intra-utérine est inutile ;

b) Si utérus peu septique : faire une injection intra-utérine (voir métrites), immédiatement avant l'intervention ;

Ou bien, se contenter d'un attouchement de la cavité utérine avec un morceau de ouate enroulé autour d'une tige porte-coton et imbibé de liqueur de Battey (glycérine, 200 grammes, iode, 20 grammes, acide phénique, 100 grammes) ou de teinture d'iode (protéger le vagin pendant l'introduction de la tige métallique dans l'utérus, avec une mèche de gaze placée en arrière et au-dessous du col) ;

c) Si utérus très septique : faire un curettage (voir pseudo-métrites hémorrhagiques) immédiatement avant l'intervention.

Après l'intervention, pansement vaginal à la gaze iodoformée.

BARTHOLINITES

Éléments étiologiques : infection blennorrhagique (gonocoque) ;
infection puerpérale (streptocoque), beaucoup plus rare ; vulvo-vaginite non blennorragique ? L'infection ne se fait jamais par la voie
vasculaire ; elle est toujours ascendante. Le traumatisme (onanisme,
viol, coïts répétés, chute) n'agit que comme cause prédisposante.

Bactériologie = gonocoque, infection mixte, staphylocoque, streptocoque, colibacille.

Localisation possible de l'infection dans le canal excréteur.

Période d'activité sexuelle (16 à 45 ans) ; bilatéralité rare ; siège
surtout à gauche.

Signes cliniques : A. *Forme aiguë.* — a) *début :* apparaît le plus souvent dans le cours d'une vulvo-vaginite aiguë (voir ce mot) : sensation
douloureuse, de plus en plus vive, localisée à un côté de la vulve ;
petite masse, douloureuse à la pression, du volume d'une noisette, à
la partie interne et moyenne de la grande lèvre ;

b) *État :* douleur lancinante, empêchant le sommeil ; irradiations
(aine, périnée, cuisse) ; marche, station assise gênée, exploration très
redoutée, fièvre légère (38°) ; tuméfaction œdémateuse de l'extrémité
inférieure du repli vulvaire, pouvant se prolonger jusqu'à l'anus. Si on
écarte l'une de l'autre les grandes lèvres, on voit que la tuméfaction
saille plus en dedans qu'en dehors ; la petite lèvre est déplissée dans
sa partie postérieure ; le sillon nympho-labial est effacé ; l'orifice du
vagin est obstrué par la muqueuse, rouge, chaude, tuméfiée, qui recouvre la glande ; autour de l'orifice vulvaire du canal excréteur, existe
une aréole rouge, tache rouge-pourpre, sombre, de la grosseur d'une
lentille et rappelant une piqûre de puce, (macula gonorrhéique de
Sanger) ; la peau de la face externe est mobile ; la muqueuse est adhérente ; volume de la tumeur variable (noisette, œuf de poule, œuf
d'oie) ; fluctuation plus ou moins nette perçue par la palpation vagino-
externe (index dans vagin, pouce sur la face externe de la grande
lèvre) ;

c) *Terminaisons :* ouverture spontanée ; 1° par le conduit excréteur
(fréquente) ; 2° par fistules labiales (unique ou multiple) s'ouvrant sur
la moitié inférieure de la nymphe par un orifice irrégulier, mince, déchiqueté, rarement taillé à pic ; 3° par fistules postérieures (périnéo-

vulvaires, ano-vulvaires, recto-vulvaires). (L'orifice rectal de la fistule recto-vulvaire siège ou bien immédiatement au-dessus du sphincter externe, ou bien à 0,04 cent. de l'orifice anal) ; pus épais, jaunâtre, souvent strié de sang, inodore ou fétide.

B. *Forme chronique :* succède à forme aigue ou s'établit d'emblée ; tumeur dure, rénitente, mobile, peu ou pas douloureuse, au siège de la glande vulvo-vaginale perçue par palper vagino-externe ; si on comprime la glande, issue par le conduit excréteur d'un pus séreux, blanchâtre ou jaune-verdâtre, infectieux (contagion pour l'homme ; infection post abortum ou puerpérale). Poussées aiguës (gonflement, douleur) par excès de coït, menstruation, etc...

I. — BARTHOLINITE AIGUE

(Tuméfaction œdémateuse de la partie postérieure de la vulve ; douleur lancinante ; fluctuation) :

a) Inciser largement la poche (après soins antiseptiques ordinaires, la malade étant en position de la taille) et parallèlement à la grande lèvre, à l'union de la peau et de la muqueuse (fig. 4) ;

b) Évacuer tout le pus et, avec l'index ou une sonde cannelée, unifier la cavité purulente, en détruisant les cloisons et faisant disparaître les clapiers ;

c) Cautériser la face interne de la poche avec le chlorure de zinc à 1/50 ;

d) Avec une pince à griffes et des ciseaux courbes, *extirper* la totalité de la paroi de la poche ;

e) Laver à la solution phéniquée forte (à 5 p. 100) et rapprocher par quelques points de suture aux crins de Florence les lèvres de la plaie, au-dessus d'une mince lamelle de gaze iodoformée, faisant drainage.

f) Introduire dans le vagin une mèche de gaze iodoformée ;

g) Gâteau de ouate aseptique sur la vulve ; bandage en T.

Renouveler le pansement à chaque miction, ou mieux
sonder la malade pendant les premières 48 heures ;

h) Enlever le drainage au 2ᵉ jour et les fils le 4ᵉ.

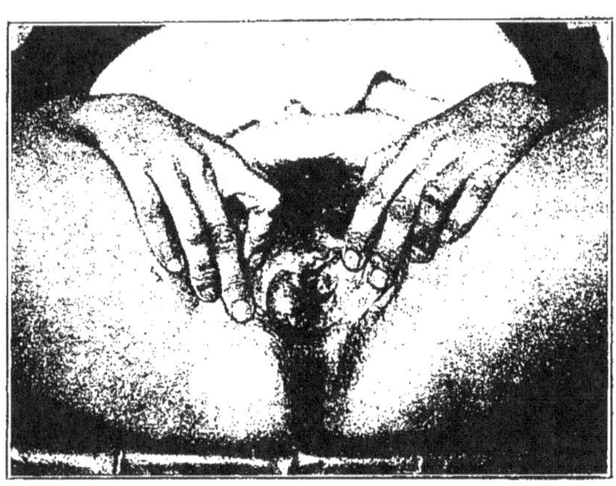

Fig. 4. — Bartholinite aiguë.

II. — INFECTION LOCALISÉE AU CONDUIT EXCRÉTEUR
(Issue du pus par pression sur le canal) :

a) Un aide tendant la muqueuse vulvaire, introduire
dans le conduit excréteur le couteau de Weber et débri-
der largement (antisepsie vagino-vulvaire et position de
la taille) ;

b) Cautériser la plaie ainsi produite avec une solution
de chlorure de zinc à 1/50, et recommencer les cautérisations les jours suivants (5 ou 6).

III. — BARTHOLINITE CHRONIQUE
*(Induration glandulaire, chroniquement suppurante,
poussées aiguës)* :

EXTIRPATION DE LA GLANDE.

J'emploie et je conseille le procédé de Fauvel : mettre

la malade en position de la taille ; anesthésie locale à la
cocaïne (solution à 1 p. 100) ; antisepsie régionale.

« L'index gauche, introduit dans le vagin, pousse la
glande au-devant du bistouri ; faire, sur la face externe
de la grande lèvre, une incision rectiligne, longue de 4
centimètres environ, longeant le bord interne de la branche ascendante de l'ischion ; sa partie moyenne répond
à peu près à la glande. L'organe malade, fortement re-
poussé en avant par l'index gauche est mis à nu, saisi
par une pince de Museux de petit modèle ; la main gauche, devenue libre, maintient l'instrument employé et
l'on énuclée la glande soit au bistouri, soit à l'aide de
ciseaux. »

Réunir par la suture aux crins de Florence, avec ou
sans drainage (infection, suintement hémorragique), les
deux lèvres de la plaie ainsi produite ; panser à la gaze
iodoformée.

S'il y a des trajets fistuleux : les enlever par dissection, si possible ; sinon les brûler au thermocautère.

CANCER DU COL DE L'UTÉRUS

Eléments étiologiques : ? de 25 à 50 ans. Arthritisme !

Signes cliniques : hémorragies ; écoulement séro-sanguinolent d'une fétidité caractéristique ; douleurs......

Evolution : a) *période latente* (préulcéreuse) : assez souvent : ménorrhagies (femmes jeunes) ou métrorrhagies (femmes ménopausées) plus ou moins abondantes (utérus scléro-congestif des neuro-arthritiques !) ; b) *période d'état* (ulcération, envahissement) : suintement sanguin continu avec exacerbations hémorragiques (toucher, coït) ; leucorrhée séreuse, tachant le linge, de plus en plus épaisse, rouillée,

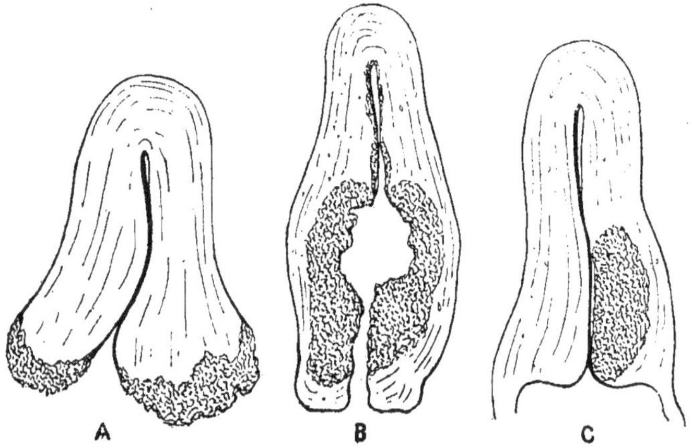

Fig. 5. — Formes principales de l'épithélioma cervical. — (A, forme *cancroïdale* ; B, forme *cavitaire* ; C, forme *nodulaire* d'après Ruge et Veit).

extrêmement fétide (odeur sui generis !) ; douleurs (généralement tardives) dans le bas-ventre, les reins, les membres inférieurs (sciatique, obturateur, crural) ; altération de l'état général (perte des forces, amaigrissement, teint jaune-paille) ; propagations diverses (vessie, rectum, etc.) ; c) *période terminale* : cachexie progressive, lésions rénales, phlegmatia; mort plus ou moins rapide (15 mois en moyenne!)

Toucher vaginal : (le pratiquer au moindre trouble utérin : importance capitale du diagnostic précoce !) a) *Cancer papillaire* ; masse fongueuse, molle, saignante (chou-fleur), reposant sur un fond dur ; col et orifice cervical le plus souvent introuvables; b) *Cancer infiltré, interstitiel* : tumeur incluse dans une des lèvres du col, mal délimitée, rapidement adhérente à la muqueuse qui ne glisse pas sur elle ; (diagnostic avec fibrome sous-muqueux); *puis,* ulcération irrégulière, mal limitée, reposant sur la tumeur dure, interstitielle sous-jacente, friable, se laissant entamer par l'ongle qui peut en ramener des fragments; c) *Cancer cavitaire* : 1. phase interstitielle : lèvres du col en ectropion ; sensation d'une tumeur molle du côté de la cavité cervicale ; sensation de dureté ligneuse du côté externe de la lèvre du col correspondant au néoplasme; 2. phase d'ulcération : caractères de l'ulcération comme pour b) ; (dilatation préalable de la cavité cervicale souvent nécessaire pour l'apercevoir et la palper).

Propagations : Y a-t-il propagation au vagin ? (induration des parois, ulcérations caractéristiques !) ; y a-t-il propagation pelvienne ? (douleurs, immobilité totale ou partielle de l'utérus (abaissement méthodique), culs de sac indurés, toucher rectal !) Et les ganglions ? (pelvis, aine, région lombaire).

Quel est l'état des reins ? (polyurie, albuminurie, examen direct).

I. — CANCER DU COL AU DÉBUT : UTÉRUS MOBILE ET ABAISSABLE ; CULS DE SAC LIBRES ; ABSENCE DE DOULEURS (PAS D'EXTENSION PÉRIUTÉRINE *cliniquement* APPRÉCIABLE).

Faire L'HYSTÉRECTOMIE VAGINALE.

II. — CANCER DU COL : UTÉRUS MOBILE, ABAISSABLE MAIS RÉSISTANCE VAGUE DES CULS DE SAC A L'EXAMEN BIMANUEL, ET TENSION PARTICULIÈRE DES LIGAMENTS LARGES PENDANT L'ABAISSEMENT :

Faire L'HYSTÉRECTOMIE ABDOMINALE TOTALE (curage de la cavité pelvienne).

III. — CANCER DU COL COMME POUR II, AVEC EN PLUS EXTENSION LÉGÈRE DU COTÉ DU VAGIN :

Faire L'HYSTÉRECTOMIE ABDOMINALE TOTALE AVEC RÉSECTION DU VAGIN.

IV. — CANCER DU COL ÉTENDU AU CORPS SANS ENVAHISSEMENT (cliniquement appréciable) DES TISSUS VOISINS.

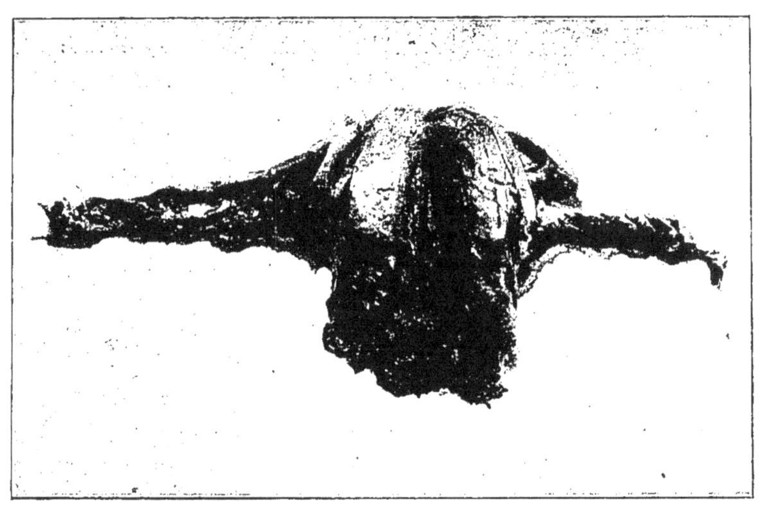

Fig. 6. — Cancer du col utérin avec début de propagation au corps (enlevé par hystérectomie vaginale).

Faire L'HYSTÉRECTOMIE VAGINALE. (fig. 6).

V. — CANCER DU COL ÉTENDU AU CORPS

a) *Envahissement douteux des tissus voisins* (quelques

douleurs récentes, un peu de résistance à l'abaissement, mobilité imparfaite) :

Faire L'HYSTÉRECTOMIE ABDOMINALE TOTALE.

b) *Envahissement certain des tissus voisins* : S'abstenir de toute intervention.

VI. — CANCER DU COL INOPÉRABLE : EXTENSION PÉRI-UTÉRINE NON DOUTEUSE, PELVIENNE, VÉSICALE, RECTALE, ETC. (douleurs, immobilité de l'utérus) ; ÉTAT GÉNÉRAL (Facies, Reins, Cœur) :

TRAITEMENT PALLIATIF :

A. — **Douleurs :** Suppositoires belladonés, morphinés (intrautérins) ; insufflations d'iodoforme, d'aristol ; curettage ; lavements laudanisés ; bromure, chloral ; injections sous-cutanées de morphine : injections sous-arachnoïdiennes lombaires de cocaïne (voir Anesthésie) ; résection des racines postérieures des nerfs rachidiens ?

B. — **Hémorragies :** Tamponnement du vagin à la gaze iodoformée imbibée de la solution de gélatine à 1 °/₀, de perchlorure de fer ;

Injections d'eau sublimée très chaudes à 1/2000, d'eau oxygénée.

CURETTAGE (1) : Après anesthésie générale ou analgésie cocaïnique par voie rachidienne (voir anesthésie), la malade étant dans la position de la taille et le vagin maintenu bien ouvert par 2 valves (antérieure et postérieure) : 1° désinfecter soigneusement le vagin par une grande irrigation chaude au sublimé 1/2000 ;

2° Enlever aux ciseaux ou au thermocautère les gros champignons qui encombrent le vagin ;

____

(1) Reste jusqu'à nouvel ordre la meilleure des interventions palliatives (hémorragies, leucorrhée, douleurs).

3° Saisir le col (ou ce qui en reste) avec une pince de Museux et, sans exercer de traction avec la pince, fixer l'utérus ;

4° Gratter, à la curette tranchante, le tissu néoplasique, toujours parallèlement à la surface de l'utérus, jusqu'à ce qu'on arrive en tissu sain (cri utérin !)

Quand la curette travaille du côté du rectum, avoir le soin d'introduire l'index gauche dans le rectum, pour éviter la perforation de l'intestin ; ne curetter en avant (vessie) qu'après avoir introduit dans la vessie une sonde métallique, pour éviter l'ouverture de ce réservoir ;

5° Cautériser au thermocautère les surfaces saignantes, et bourrer de gaze iodoformée le conduit utéro-vaginal ;

Ligature des artères utérines : (voir pseudo-métrites hémorrhagiques).

C. — **Leucorrhée fétide :** Curettage ; antisepsie utéro-vaginale : injections de permanganate de potasse en solution à 1 p. 1000 ; de chloral à 1 p. 100, de chlorure de chaux (2-8 grammes pour 100 d'eau) ; *ou encore* : injections avec la solution suivante :

Acide salicylique, 0,40, salicylate de soude 12, teinture d'eucalyptus, 24, eau distillée 180 (6 cuillerées à bouche par litre d'eau) ou avec liqueur de Labarraque (solutions très diluées) ;

Faire prendre ces injections à 40 ou 45°.

Insufflations de poudre d'iodoforme, de salol, d'aristol ; pansements au térébène, à l'ichtyol.

Traitement par le violet et le bleu de méthylène (Mosetig-Moorhof) (1) :

Faire une antisepsie aussi parfaite que possible, du vagin (injections de sublimé à 1 p. 1000), et curetter les

____

(1) Diminution des douleurs, de la leucorrhée, des hémorrhagies ; élimination de parcelles mortifiées du néoplasme ?

bourgeons cancéreux, jusqu'à ce que les parties résistan-
tes apparaissent ; tamponner le vagin à la gaze iodoformée ;

Le *lendemain* : avec une seringue de Pravaz, pouvant
contenir 2 à 4 centimètres cubes de liquide, et munie
d'une longue aiguille, injecter, par piqûres successives
circonférentielles, faites obliquement le long des bords
de la tumeur, un ou deux centimètres cubes de la solution
suivante :

> Violet de méthylène. . . . . 1 gramme.
> Eau bouillie et filtrée. . . . 500 grammes.

Faire les piqûres à un centimètre les unes des autres ;
Laisser à demeure, dans l'intérieur du col, une petite
baguette ainsi composée : (bleu de méthylène 0,25, tannin 0,25, opium pulvérisé 0,05, huile d'olive XV gouttes,
beurre de cacao 45 grammes), et fixée par un tampon
d'ouate hydrophile imbibé de la solution ci-dessus, introduit au fond du vagin ;
Répéter les piqûres tous les 2 ou 3 jours, mais faire
chaque jour une injection vaginale antiseptique et renouveler le tampon.

TRAITEMENT PAR LE CARBURE DE CALCIUM (1) (Guinard) :
après antisepsie du vagin et son assèchement parfait avec
des tampons aseptiques, tapisser les culs-de-sac avec de
la gaze stérilisée (contre les brûlures par l'oxyde de calcium) ;
Introduire, à l'aide d'une pince à pansement, le carbure de calcium (morceaux en forme de crayons pour le
canal cervical, en prismes triangulaires ou en cônes pour

(1) Atténuation des douleurs, disparition des hémorrhagies et de la
leucorrhée fétide ?

les anfractuosités, en petits galets plats pour la surface
des bourgeons...) ;

Bourrer le vagin de gaze iodoformée qui retient le gaz
acétylène au contact du néoplasme.

Au bout de 3 ou 4 jours : enlever la gaze et faire un
lavage du vagin au sublimé à 1 p. 1000 (entraînant l'o-
xyde de calcium, à l'état de poudre grisàtre) ; détacher,
avec la spatule, les quelques morceaux de chaux éteinte,
qui peuvent se trouver incrustés dans le néoplasme ;

Replacer, comme ci-dessus, de nouveaux morceaux de
carbure au contact du néoplasme.

INJECTIONS INTERSTITIELLES INTRA-NÉOPLASIQUES D'ALCOOL
ABSOLU (Vuillet).

TRAITEMENT PAR LA QUININE (Jaboulay) : « La quinine
doit être donnée surtout par la bouche en cachets, à la
dose de 1 gramme par jour. Ordinairement on la suspend
deux jours par semaine, pour la remplacer par la liqueur
de Fowler ; mais quelques malades peuvent en prendre
indéfiniment sans en être incommodées et sans maigrir ; à
ce sujet la tolérance est des plus variables.

Quand la quinine n'est pas supportée par le tube digestif, elle doit être injectée sous la peau. Les injections
sous-cutanées de quinine déterminent souvent des abcès.
Il a semblé que lorsque ces collections s'ouvraient et surtout étaient ouvertes, le bénéfice thérapeutique était vite
perdu ; il se produit une action qui n'est pas sans ana-
logie avec ce qui s'observe pour les abcès de fixation ;
M. Fochier, en effet, recommande de ne jamais ouvrir
ces abcès artificiels. La voie vaginale ne peut être long-
temps utilisée pour l'administration de la quinine. Quant
au rectum, il ne tolère pas les solutions de quinine et les
expulse rapidement.

Le résultat du traitement quinique dans le cancer est

de calmer les douleurs, de diminuer la néoplasie, surtout la néoplasie secondaire, la récidive ; cette diminution est rapide, au début du traitement, puis elle s'arrête. La quinine fait enfin l'antisepsie des ulcérations cancéreuses. »

Traitement général : fortifiants : kola, quina ; teinture amère de Baumé (3 à 4 gouttes avant les repas) ; arsenic...

CANCER DU COL ET GROSSESSE

Etude clinique : *Influence de la grossesse sur le cancer* : évolution du néoplasme généralement accélérée (moins souvent qu'on ne le dit (Pinard)) ; ramollissement du tissu néoplasique ; *Influence du cancer sur la grossesse* : terme atteint dans les 2/3 des cas ; avortements, s'accompagnant souvent d'accidents septiques, hémorragiques (fréquence des avortements moins grande qu'on ne le dit (Pinard)) ; accouchements prématurés ; *Influence du cancer sur l'accouchement* : durée de l'accouchement le plus souvent prolongée ; (plus rarement, accouchement spontané rapide (ramollissement du néoplasme)) ; mort du fœtus, putréfaction intra-utérine ; mort de la mère par épuisement, au cours du travail ; *ou bien* terminaison spontanée de l'accouchement prolongé, sans complications, ou à la faveur de déchirure s'accompagnant d'hémorrhagies graves, parfois mortelles (surtout après expulsion du fœtus) ; septicémie (post partum).

1° Femme enceinte (en dehors du travail).

I. CANCER INOPÉRABLE (voir cancer du col utérin).

Faire tout ce qu'il est possible de faire pour prolonger la grossesse jusqu'à l'époque de viabilité de l'enfant : mise en œuvre prudente des petits moyens palliatifs (tamponnement, injections, etc...) ;

« Bien savoir que moins on s'occupera du cancer, plus la grossesse aura de chances de suivre son cours. Les curettages du champignon cancéreux, même les plus habilement faits, sont, à ce point de vue, particulièrement dangereux. Il faudra se contenter, d'ordinaire, de calmer les douleurs, et de faire, autant que possible, l'asepsie du vagin, en recourant de préférence à l'eau oxygénée, à la fois antiseptique et hémostatique. » (Pinard.)

Dans la 2ᵉ moitié du 7ᵉ mois (enfant viable) :

a) Si la femme supporte bien sa grossesse : attendre le début du travail et laisser l'accouchement se faire spontanément (si possible); sinon : faire L'OPÉRATION CÉSARIENNE.

b) Si la femme supporte mal sa grossesse : faire *d'emblée* L'OPÉRATION CÉSARIENNE.

II. **CANCER LIMITÉ OPÉRABLE** (voir cancer du col utérin) (Hernandez).

A. — **Dans le cours des 3 premiers mois :** faire L'HYSTÉRECTOMIE VAGINALE ;

B. — **Du 4ᵉ au 7ᵉ mois :** faire L'HYSTÉRECTOMIE ABDOMINALE TOTALE ;

Ou bien : provoquer l'accouchement, et faire, quelques jours après, l'hystérectomie vaginale (Bouilly);

C. — **A partir du 7ᵉ mois :** s'efforcer de prolonger la grossesse jusqu'à viabilité du fœtus et agir alors suivant les circonstances :

a) Néoplasme toujours limité, évolution lente : faire L'OPÉRATION CÉSARIENNE, suivie de L'HYSTÉRECTOMIE ABDOMINALE TOTALE ;

b) Néoplasme évoluant rapidement, extension péri-utérine :

Se contenter de L'EXTRACTION DU FŒTUS PAR L'INCISION CÉSARIENNE.

D. — **A partir de la 2ᵉ moitié du 7ᵉ mois** (fœtus viable): agir différemment suivant les circonstances :

a) Femme supportant bien sa grossesse ; ou néoplasme stationnaire (rare) ou évoluant lentement :

Attendre (si possible) le début du travail et si l'accouchement spontané est difficile et, à fortiori, impossible : faire L'OPÉRATION CÉSARIENNE suivie de L'HYSTÉRECTOMIE ABDOMINALE TOTALE.

b) Femme supportant mal sa grossesse ; ou néoplasme évoluant rapidement : ne pas attendre et agir immédiatement comme pour *a*).

2° Femme en travail.

A. — L'accouchement se fait spontanément et facilement : se borner à une surveillance attentive ;

B. — L'accouchement est possible mais lent et laborieux : activer le travail par la DILATATION ARTIFICIELLE et terminer l'accouchement par le FORCEPS OU LA VERSION ;

C. — L'accouchement est dystocique :

a) Néoplasme opérable : faire L'OPÉRATION CÉSARIENNE, suivie de L'HYSTÉRECTOMIE ABDOMINALE TOTALE ;

b) Néoplasme inopérable : faire seulement L'OPÉRATION CÉSARIENNE.

COCCYGODYNIE

Clinique : Une femme se plaint d'une douleur persistante au niveau du coccyx ; elle souffre constamment, mais surtout, quand elle s'assied, quand elle se lève, quand elle marche, quand elle va à la selle, pendant les rapports sexuels, bref, à chaque mouvement tendant à mobiliser la région coccygienne ; la douleur, pendant les paroxysmes, est parfois intolérable (névralgie dentaire, suicide !)

Examinez la malade en position de la taille : pressez sur le coccyx, vous réveillerez toujours de la douleur. Quelle en est la cause ? Sachez que dans l'immense majorité des cas, la douleur du coccyx est symptomatique (fait capital au point de vue thérapeutique), et recherchez d'emblée la cause la plus fréquente, à savoir : une lésion utéro-ovarienne ; pratiquez donc le toucher vaginal combiné au palper hypogastrique et voyez s'il y a de la métrite, de la rétroflexion, des lésions salpingo-ovariennes ;

Informez-vous si la femme a accouché ; si oui, y a-t-il un rapport chronologique entre l'apparition de la douleur coccygienne et l'accouchement ? Comment s'est passé ce dernier ? A-t-il été long, difficile, a-t-on employé les fers ?

Si la malade a fait une chute sur le coccyx, elle vous le dira d'emblée et spontanément ; à vous, par le toucher rectal, de mettre le doigt sur une fracture ou une luxation du coccyx, corps du délit : ne retirez pas le doigt sans avoir examiné le rectum (rétrécissement, néoplasme, hémorrhoïdes).

Ne prononcez le mot de névralgie (rhumatismale, à frigore, essentielle) qu'à la dernière extrémité.

I. — COCCYGODYNIE NETTEMENT SYMPTOMATIQUE D'UNE LÉSION UTÉRO-OVARIENNE, RECTALE, ETC.

Traiter, comme il convient, la lésion causale.

II. — COCCYGODYNIE PAR GONFLEMENT ŒDÉMATEUX CHRONIQUE DÛ A GÊNE CIRCULATOIRE DU BASSIN (*Affection génitale*) **ET COMPRESSION CONSÉCUTIVE DES NERFS SACRÉS** (Rose) :

1° Traiter l'affection génitale qui gêne la circulation du bassin ;

2° Traiter l'œdème chronique qui comprime les nerfs : *massage rectal* : faire, au début, après lavement vidant l'ampoule, une séance *quotidienne* d'effleurage circulaire léger, au niveau des régions sensibles.

A mesure que les douleurs diminuent, faire un massage plus énergique et espacer les séances (chaque 2 ou 3 jours).

Contre la récidive : Eviter toutes les causes de congestion pelvienne et s'opposer, par un régime approprié, à la stase fécale dans l'S iliaque et le rectum.

III. — COCCYGODYNIE PAR FRACTURE OU LUXATION DU COCCYX :

Réduire la fracture ou la luxation, et maintenir réduit par le tamponnement du rectum (constiper la malade).

IV. — COCCYGODYNIE IDIOPATHIQUE (?)

Vésicatoires morphinés, suppositoires belladonés, injections de morphine, pulvérisations d'éther, pointes de feu, etc... Traitement général, tonique, hygiénique, antinerveux (bromures, etc.).

V. — COCCYGODYNIE REBELLE :

EXTIRPATION DU COCCYX :
Manuel opératoire : Mettre la malade en position de

la taille ou latérale de Sims (voir positions gynécologiques). Anesthésie générale (éther, chloroforme) ou locale
(cocaïne, solution à 1 0/0) ;

Un aide écartant les fesses de la malade, faire, sur
toute la hauteur de l'os, et jusqu'à l'os, une incision rectiligne ;

Disséquer, à droite et à gauche, les deux lèvres de la
plaie ;

Isoler, à la rugine, la face postérieure du coccyx, libérer ses faces latérales et sa pointe et isoler également
sa face antérieure ;

Désarticulation sacro-coccygienne ;

Réunir, après hémostase, les lèvres de la plaie des
parties molles, par quelques points de suture au crin de
Florence.

COLPOCÈLE POSTÉRIEURE

(χολπος, vagin ; χηλη, hernie).

Éléments étiologiques : Voir prolapsus génitaux. — Rarement primitive ; le plus souvent secondaire à cystocèle ; peut exister avec ou sans rectocèle (laxité du tissu cellulaire intervagino-rectal). — Etiologie obstétricale.

Signes cliniques : tumeur de volume variable, plus ou moins apparente, sous la forme d'une saillie transversale, siègeant à la partie postérieure du vagin, entre les lèvres de la vulve le plus souvent béante et agrandie (déchirure), ridée transversalement ou lisse (cas anciens), rouge violacée ou pâle (cas anciens), dépressible, réductible, à sensibilité vive ou emoussée (cas anciens) ; augmentant par effort, diminuant dans position horizontale ; diagnostic de rectocèle par le toucher rectal ; minceur du plancher périnéal appréciée par combinaison des deux touchers (rectal et vaginal) ; résistance périnéale plus ou moins compromise (rupture) ; parésie, atrophie des releveurs de l'anus (toucher vaginal) : il y a, le plus souvent, un certain degré d'abaissement de l'utérus.

I. — **COLPOCÈLE POSTÉRIEURE** (avec ou sans rectocèle). **SIMPLE, LIMITÉE AU SEGMENT INFÉRIEUR DU VAGIN, AVEC PÉRINÉE SUFFISANT, ET ABAISSEMENT DE L'UTÉRUS PEU ACCUSÉ :**

Faire la COLPOPÉRINÉOPLASTIE PAR GLISSEMENT (de Doléris), fig. 7.

Soins préopératoires : purger la malade, la veille de l'opération ; lui donner un grand lavement *de très bonne heure*, le matin de l'opération ;

Pendant les 4 ou 5 jours qui précèdent l'intervention :

injections vaginales au sublimé à 1/1000, suivies d'un tamponnement vaginal à la gaze iodoformée ;

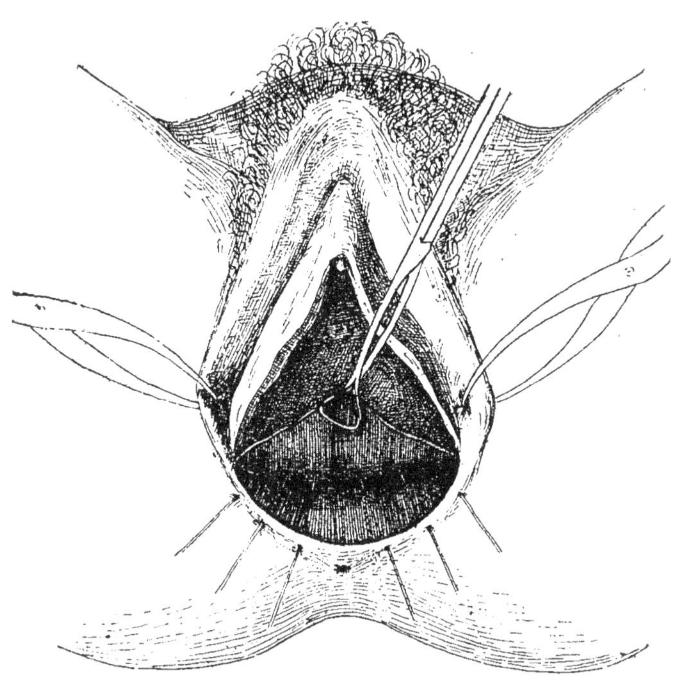

Fig. 7. — Colpopérinéoplastie par glissement :
trajet des fils profonds (Doléris).

Immédiatement avant l'opération : savonner le vagin, la vulve, raser cette dernière, et laver le conduit vaginovulvaire au sublimé à 1/1000.

Position de la malade : La mettre en position de la taille ; (voir positions gynécologiques)

Anesthésie générale (éther, chloroforme) partielle (analgésie cocaïnique par voie lombaire).

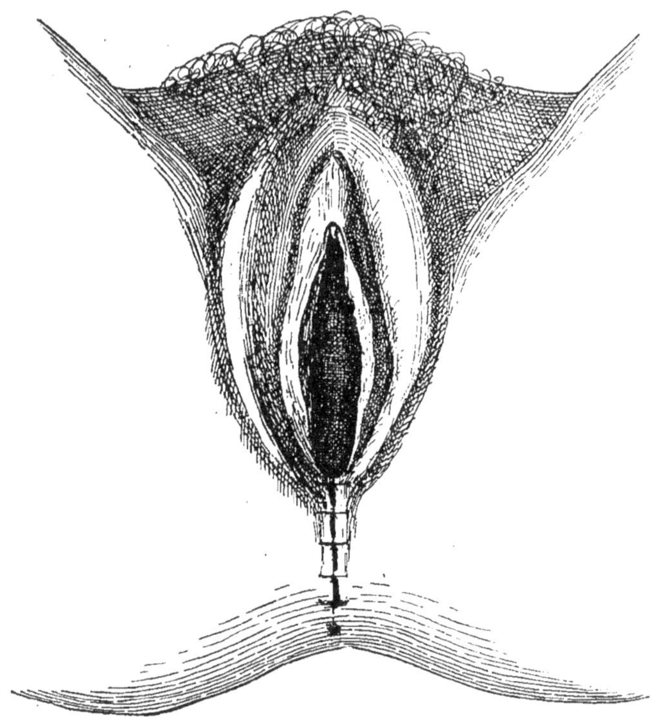

Fig. 8. — Colpopérinéoplastie par glissement :
tous les fils sont serrés (Doléris).

Technique : **A.** *Dissection du lambeau muqueux* (qui
sera réséqué) : à l'aide de deux pinces de Museux, pla-
cées aux deux extrémités du diamètre transversal, suivant lequel la muqueuse vaginale se continue avec la peau
du périnée, tendre cette muqueuse ;

Sur ce diamètre transversal (limite entre la peau et la
muqueuse), faire au bistouri une incision profonde séparant la muqueuse et la peau ;

Saisir avec une pince à griffes la lèvre supérieure ou
muqueuse de cette incision, la disséquer au bistouri,
dans une étendue de quelques millimètres ;

Ce lambeau muqueux ainsi amorcé, le séparer avec
l'index droit de la paroi rectale jusqu'à la limite supérieure du prolapsus vaginal (en le soulevant avec une
pince tire-balles tenue de la main gauche).

B. *Passage des fils* : (ils sont destinés à ramener la
base adhérente du lambeau muqueux vers la commissure
vulvaire, en faisant *glisser* d'arrière en avant ce qui
reste de la muqueuse vaginale postérieure) :
Se servir de gros crins de Florence et de la plus grande
aiguille d'Hagedorn ;
1ᵉʳ *fil* : faire pénétrer l'aiguille latéralement à gauche
de l'anus, la faire cheminer profondément dans les tissus
jusqu'à la limite du décollement vaginal ; faire pénétrer
alors l'aiguille dans l'épaissseur de la base du lambeau
muqueux, et, lui faisant suivre une route inverse de celle
qu'elle vient de suivre, la faire ressortir latéralement sur
le côté droit de l'anus, en un point symétrique au point
d'entrée ;
2ᵉ *et* 3ᵉ *fils* : les placer exactement de la même façon,
mais le 2ᵉ en dehors du premier, le 3ᵉ en dehors du second.

C. *Serrement des fils* : tirer sur les deux anses de chaque fil et nouer chaque fil successivement quand la base
du lambeau muqueux est venue se mettre au contact de
la commissure vulvaire.

D. *Résection du lambeau muqueux* : réséquer d'un
coup de ciseaux toute la portion du lambeau muqueux
qui dépasse la commissure vulvaire.

E. *Suture de la muqueuse à la peau* : suturer à la peau
la surface de résection muqueuse (catgut n° 2).

Soins postopératoires : Injection vaginale au sublimé
à 1/1000 ;
Mèche de gaze iodoformée dans le vagin ;
Chiffonné de gaze iodoformée sur la vulve, ouate asep-
tique et bandage en T.
Sonder la malade 2 ou 3 fois par jour ; la constiper
pendant 4 ou 5 jours, et puis lavement glycériné ;
Enlever les fils au 6ᵉ jour.

II. — COLPOCÈLE POSTÉRIEURE (avec ou sans rectocèle). **PAR DÉCOLLEMENT ÉTENDU DU VAGIN ; PÉRINÉE TRÈS ALTÉRÉ** (*relâchement excessif ou rupture*) ;

Faire la COLPOPÉRINÉORRHAPHIE : (voir prolapsus génitaux).

CYSTOCÈLE VAGINALE

Éléments étiologiques : voir prolapsus génitaux ; elle accompagne toujours la chute de la paroi antérieure du vagin (colpocèle antérieure), qui constitue la première étape du prolapsus génital. Etiologie obstétricale.

Signes cliniques : tumeur de volume variable, quelquefois très petite (nécessité d'écarter les lèvres vulvaires et de faire « pousser » la femme, pour l'apercevoir), ou considérable, piriforme et comme pédiculée, saillante hors de la vulve, développée aux dépens de la paroi vaginale antérieure, séparée de l'urètre par un sillon, de coloration rouge foncée, à rides transversales ou lisse, cutinisée (cas anciens), fluctuante, dépressible, réductible par pression digitale (issue de l'urine par le méat) ; une sonde introduite par le méat dans la poche herniaire, est facilement sentie par le vagin ; sensibilité de la tumeur exaltée ou très atténuée (opération quelquefois possible sans anesthésie) :

Sensation de « boule » vulvaire ; pesanteur vulvo-périnéale ; pollakiurie diurne, cessant dans la position horizontale ; dysurie, incontinence d'urine fréquente (miction par regorgement ; rétention) ; complications infectieuses (mictions fréquentes, douloureuses, pyurie, calculs phosphatiques). Etat mental quelquefois déplorable (nervosisme). Indépendance relative des symptômes physiques et rationnels.

A. **Nécessité d'une intervention opératoire** (*inefficacité des moyens de contention mécaniques*), **précoce** : (*prolapsus utérin, colpocèle postérieure : accidents consécutifs !*) : COLPORRHAPHIE ANTÉRIEURE.

COLPORRHAPHIE ANTÉRIEURE : *appareil instrumental* : quatre pinces tire-balles, un bistouri, ciseaux courbes, une pince à disséquer à griffes, fils d'argent, catgut n° 2.

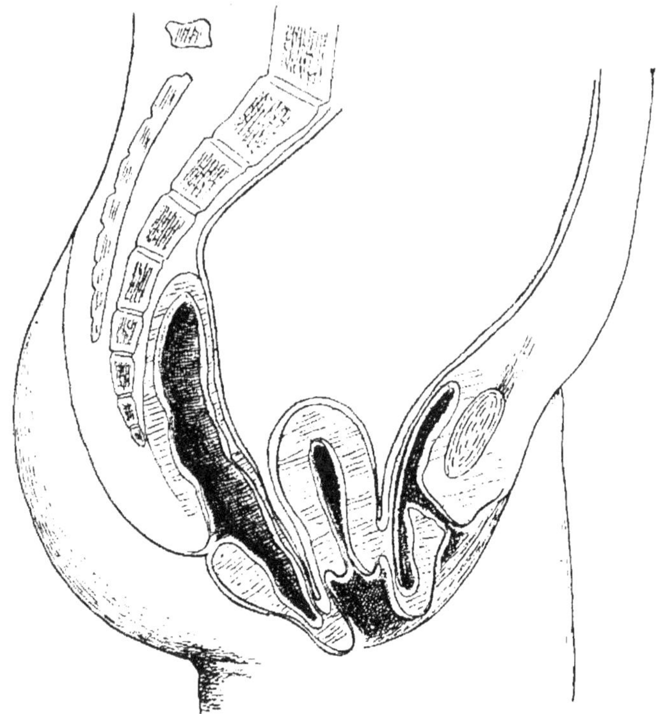

Fig. 9. — Cystocèle vaginale. (Bonnet et Petit)

Soins préopératoires : antisepsie vulvo-vaginale (raser,
savonner, laver au sublimé à 1 p. 1000);

Anesthésie : générale (éther, chloroforme), locale (injection cocaïnique sous-muqueuse), partielle (analgésie cocaïnique par voie lombaire).

Technique : Mettre la malade en position de la taille ;
(voir positions gynécologiques); s'asseoir en face de la
région vulvo-périnéale, bien ajourée.

Introduire dans le vagin une valve postérieure, qu'un
aide maintient sans forte traction ;

1° Placer aux quatre points cardinaux de la hernie vaginale, une pince tire-balle : (en arrière du méat, au-devant du col, aux extrémités du diamètre transverse) et faire tendre la paroi vaginale (par traction sur les pinces) ;

2) Aviver très largement la paroi vaginale : (l'avivement doit paraître excessif, pour être suffisant) :

a) Circonscrire le champ d'avivement, en traçant, entre les pinces, au bistouri, une incision ovalaire, n'intéressant que la muqueuse ;

b) Saisir avec la pince à disséquer à griffes, la lèvre du futur lambeau muqueux qui avoisine le méat, et disséquer au bistouri ce lambeau d'avant en arrière dans toute l'étendue de la zone, préalablement circonscrite, d'avivement (dissection possible, *si la muqueuse est épaisse*) ;

Si la muqueuse vaginale est mince (ouverture de la vessie !) : se servir beaucoup des ciseaux, et exciser, par petits coups, la muqueuse (nécessité d'un avivement total) ;

Hémostasier le champ opératoire à l'aide de petites compresses-tampons aseptiques, *ou mieux* : opérer sous irrigation continue.

3°) Faire la *plicature profonde* (de Lejars) : « passer transversalement dans l'épaisseur de la paroi cruentée un fil de catgut solide et assez fin (n° 2) :

Faire sortir ce fil d'un côté et de l'autre, à peu de distance des bords de l'avivement :

Charger alors chacun de ses bouts sur une aiguille courbe, et le mener verticalement, toujours dans l'épaisseur de la paroi profonde, pour qu'il s'en dégage un centimètre et demi plus bas ;

Croiser les deux fils et les faire pénétrer de nouveau dans la paroi profonde, pour y décrire le même trajet vertical, symétrique, sortir encore, se croiser et pénétrer une deuxième fois ;

Serrer les fils à mesure, en les réunissant par un nœud « *du chirurgien* » (fig. 10) :

Arrêter enfin par un nœud complet cette double série de fautils ;

4° Réunir les deux lèvres de la plaie d'avivement d'avant en arrière avec des fils d'argent ; passer chaque fil dans la lèvre gauche, le faufiler sous la surface cruentée, et le faire ressortir, en un point symétrique de la lèvre

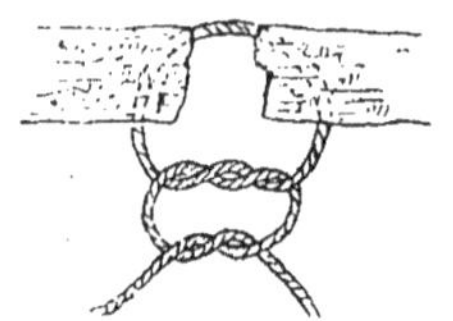

Fig. 10. — Nœud du chirurgien.

droite ; le serrer immédiatement, et s'en servir *comme de point d'appui*, pour le passage du fil suivant.

B. **Joindre, s'il y a lieu** (*rectocèle, allongement hypertrophique du col*), **à la colporrhaphie antérieure, la COLPORRHAPHIE POSTÉRIEURE** (COLPOPÉRINÉORRHAPHIE : (*voir déchirures du périnée*)), **et l'AMPUTATION DU COL** (*voir métrites chroniques*).

DÉCHIRURES DU PÉRINÉE

Éléments étiologiques : Accouchement : surtout chez les primipares âgées (élasticité insuffisante des tissus) ; orientation de la vulve en avant ; étroitesse vulvaire ; bassin trop horizontal ; accouchement trop rapide ; tête trop volumineuse ; dégagement trop brusque des épaules ; application défectueuse du forceps.....

Signes cliniques : *a*) *Déchirure superficielle* (de la fourchette) : allongement du diamètre vulvaire antéro-postérieur, colpocèle postérieure fréquente ; simple pesanteur périnéale, parfois troubles généraux (de nutrition, gastriques) graves, sans rapport avec lésion locale, minime ;

b) *Déchirure incomplète profonde* (jusqu'au sphincter anal exclusivement) ;

c) *Déchirure complète* (jusqu'au sphincter anal inclusivement) : communication vulvo-anale ; entre l'orifice anal et l'orifice vulvaire communiquant, il y a un éperon formé par l'extrémité inférieure de la cloison recto-vaginale ; incontinence des matières liquides et des gaz ;

d) *Déchirure totale* (comme pour *a*, *b*, *c*, et en plus, rupture de la cloison recto-vaginale sur une hauteur plus ou moins grande) : cloaque recto-vaginal ; incontinence des gaz, des matières liquides et solides ;

e) *Déchirures interstitielles* (des fibres musculaires, sous-cutanées, sans-lésion vulvaire) : affaiblissement du périnée.

Complications à échéance plus ou moins tardive : prolapsus génitaux (du vagin (colpocèle), de l'utérus).

I. — LA DÉCHIRURE VIENT DE SE PRODUIRE

A. — Elle est superficielle :

La suturer immédiatement (après délivrance faite) :

Position de la femme : la placer en travers du lit, le

siège dépassant le bord du lit, les cuisses maintenues par deux aides, en abduction légère ;

Soins préopératoires : laver le vagin et la plaie vulvaire avec une solution de lysol à 2 p. 100 ou de sublimé à 1 p. 3000. Anesthésie locale avec badigeonnages cocaïnés (1/20).

Technique : aiguille de Reverdin courbe ou une aiguille de Hagedorn (aseptiques) ; catgut n° 2.

Enfoncer l'aiguille à 1 centimètre environ de la lèvre gauche de la plaie ;

Embrocher cette lèvre aussi profondément qu'il est nécessaire pour saisir toute l'épaisseur des tissus divisés ;

Embrocher de même, dans toute l'épaisseur des parties divisées, la lèvre droite de la plaie, et faire ressortir l'aiguille sur le côté droit de la plaie, également à 1 cm. de la lèvre droite ;

Placer de même, autant de fils qu'il est nécessaire (d'après l'étendue de la déchirure) ;

Affronter très exactement (avec deux pinces à disséquer à griffes, saisissant chacune des lèvres de la solution de continuité) les lèvres de la plaie ;

Nouer les fils de catgut.

Soins post-opératoires : nouveau lavage du vagin et de la plaie suturée (lysol ou sublimé) ; saupoudrer de poudre d'iodoforme la ligne des sutures ; mèche de gaze iodoformée tassée sur la vulve et par dessus tampon d'ouate stérilisée ;

Rapprocher les cuisses et mettre la femme dans son lit.

B. — Elle est incomplète profonde : la suturer immédiatement (après délivrance faite) :

Sutures interstitielles au catgut, à fils perdus (procédé de Fochier) :

Position de la femme : mettre la femme en position obstétricale, le siège dépassant légèrement le rebord du lit, les cuisses maintenues par deux aides ;

Précautions préopératoires : antisepsie d'usage (plaie, mains, instruments) ;

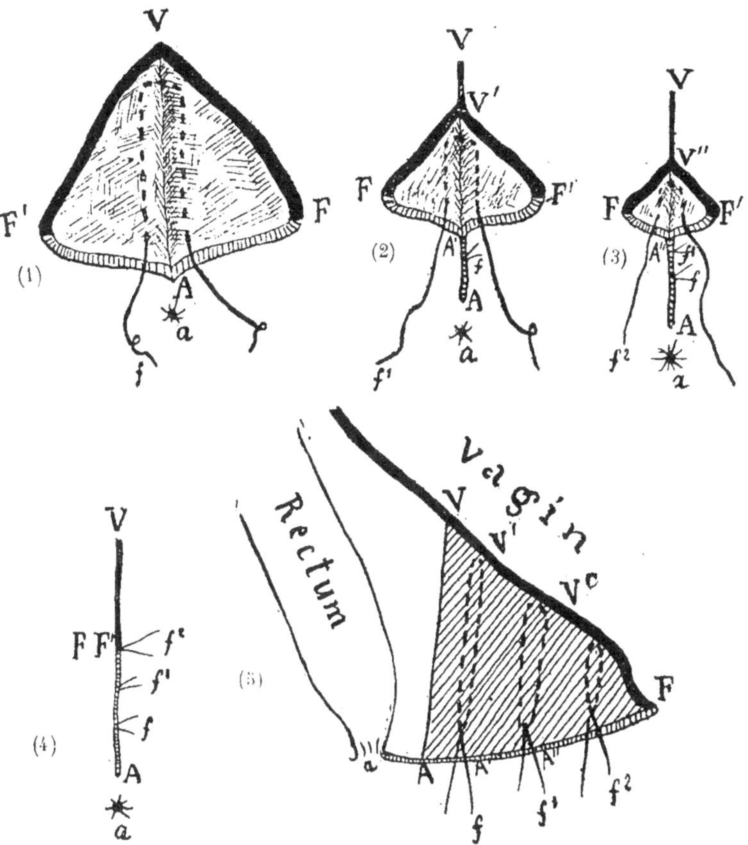

Fig. 11. — Déchirure du périnée.

1. Projection schématique d'une déchirure incomplète. — V, angle
supérieur, vaginal, de la déchirure ; A, son angle inférieur anal ; —
FF', angles rétractés de la fourchette ; a, orifice anal.

2. Mêmes lettres que dans la fig. 1. Le 1er fil f est serré. On voit
sortir ses extrémités coupées en f. Le périnée est reconstitué du côté
de la peau dans la portion AA', du côté du vagin dans la portion VV'.
Placement du 2e fil f¹. —

3. Le 2ᵉ fil ff' est serré et coupé. On a gagné du côté de la peau AA",
du côté du vagin VV". Le 3ᵉ fil f² est placé. —

4. Après serrage du 3ᵉ fil, le périnée est entièrement reconstitué.
FF' sont affrontés. Par suite de la projection sur un seul plan, il se
produit des effets de raccourci exigeant que l'examen des fig. 1, 2, 3
et 4 soit complété par celui de la fig. 5. —

5. Coupe de profil idéale du périnée reconstitué. La partie ombrée
représente la déchirure. Mêmes indications, que dans les figures précédentes (J. Gallois), *De la périnéorrhapie immédiate par la méthode
des sutures interstitielles*, thèse, Lyon 1895.

——— indique la muqueuse vaginale déchirée.

〓〓〓 indique la peau déchirée.

– – – indique le trajet interstitiel.

Instruments : aiguille d'Hagedorn de courbure suffisante ou de Reverdin courbe ; fils de catgut n° 2.

Technique (en suivre la description sur la figure 11).

1er *temps : passage des fils interstitiels :* introduire en A un premier fil (*f*), à un millimètre environ en dedans de la peau ; le faire cheminer dans l'épaisseur des tissus, jusqu'au voisinage de l'angle supérieur ; le faire se réfléchir en ce point, en restant toujours interstitiel, sur la face opposée, où il suit, en sens inverse, un trajet similaire au précédent ; le faire ressortir finalement en A', en un point symétrique au point d'entrée A ; nouer ensemble les deux chefs de ce fil : vous avez alors la fig. 2 qui représente les dimensions nouvelles de la plaie ;

Placer d'une façon identique un deuxième fil (*f*1) et nouer ce fil : vous avez alors la figure 3 qui représente l'aspect de la plaie à ce moment ;

Placer alors, et toujours de la même façon, un 3e fil (*f*2) qui parachève l'occlusion de la plaie (fig. 4).

« A la place de la surface cruentée du début, il subsiste seulement deux lignes, l'une vaginale, l'autre cutanée, se rejoignant à angle, au niveau de la fourchette reconstituée ; car non seulement la lésion a disparu en tant que plaie, mais encore la pyramide périnéale est rétablie avec ses dimensions et ses rapports respectifs. Les fils profonds, en effet, ne se contentent pas de rapprocher les téguments pour recouvrir les surfaces saignantes ; ils vont encore déterrer les extrémités musculaires rétractées. »

2e *temps : réunion superficielle :* par quelques points de crins de Florence sur la peau et la muqueuse (généralement inutile).

C. — **Elle est complète :** « faire précéder la suture B de la restauration de l'anus par un fil profond cheminant dans la paroi recto-vaginale, embrochant les extrémités rétractées du cercle sphinctérien. »

II. — LA DÉCHIRURE SUPERFICIELLE OU COMPLÈTE DATE DE QUELQUES JOURS SEULEMENT

Faire la *réunion immédiate secondaire* :
a) Aviver, par curettage des bourgeons charnus ;
b) Suturer comme pour B ou C (suivant les cas).

III. — LA DÉCHIRURE EST ANCIENNE

A. — Elle est incomplète : faire la COLPOPÉRINÉO-PLASTIE PAR GLISSEMENT de Doléris (voir colpocèle postérieure).

B. Elle est complète : Faire la PÉRINÉORRHAPHIE par le procédé d'Emmet-Judes-Hüe.

Soins préparatoires : Injections vaginales et lavages au sublimé à 1/3000, les 4 ou 5 jours qui précèdent l'opération, suivis d'un pansement vagino-vulvo-anal à la gaze iodoformée ;

Un purgatif, la veille ; un lavement laxatif (de très bonne heure) le matin de l'opération ;

Position de la femme : La mettre en position de la taille (voir *Positions gynécologiques*), les cuisses maintenues par deux aides qui *tendent également, chacun de son côté, les parties rompues.*

Anesthésie : Générale (éther, chloroforme), partielle (cocaïnique-lombaire).

Lavage soigné au sublimé à 1/1000 de la région anale, du périnée et du vagin.

Technique : Principes fondamentaux :
a) COMMENCER L'AVIVEMENT PAR LA PARTIE MÉDIANE (*pour ne pas être gêné par le sang provenant de l'avivement des parties latérales*).

b) INTRODUIRE L'INDEX GAUCHE DANS LE RECTUM PENDANT LE PASSAGE DES FILS (*pour tendre les tissus et éviter la perforation du rectum par l'aiguille*).

c) BIEN PASSER LE 1ᵉʳ FIL, TRÈS IMPORTANT (*destiné à réunir les deux extrémités du sphincter et à refaire l'anus*).

d) NE PAS TROP SERRER LES FILS (*pour qu'ils ne coupent pas les tissus*).

A) *Avivement* (en forme de papillon aux ailes déployées, dont le corps est représenté par l'avivement médian, et les ailes par l'avivement latéral) :

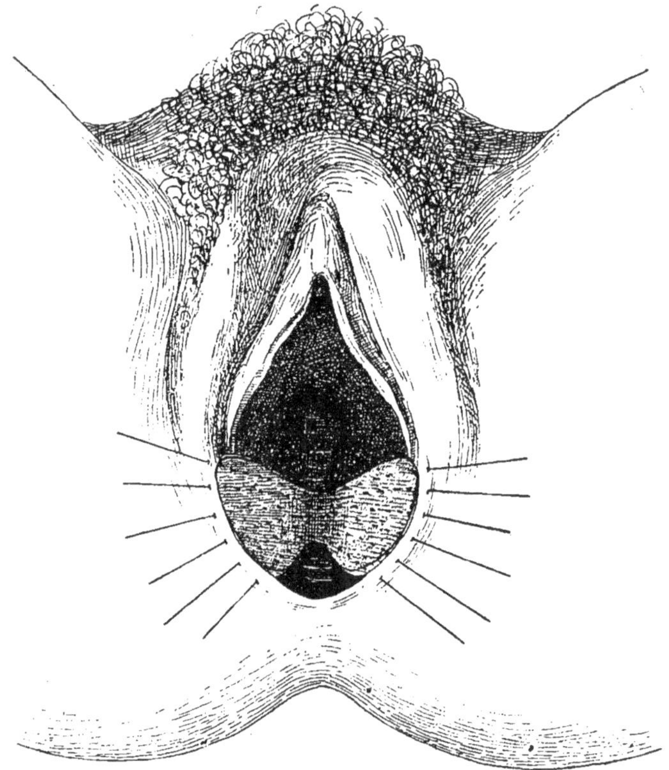

Fig. 12. — Périnéorrhaphie pour rupture complète : procédé d'Emmet.

Commencer l'avivement par la partie moyenne et par

la région inférieure de cette partie moyenne (afin de
n'être pas gêné par le sang) ;

a) Avivement médian : Un aide ayant introduit son
index dans le rectum de façon à tendre et à déplisser
les parties à aviver, disséquer et exciser, aux ciseaux et à
la pince à griffes, sur la moitié antérieure de l'ouverture
anale, et la partie inférieure de la paroi recto-vaginale, un
mince lambeau muqueux de 2 à 3 centimètres de large ;

b) Avivement latéral : disséquer et exciser de même,
de chaque côté et *de bas en haut,* un mince lambeau muqueux mesurant, à sa base, c'est-à-dire au niveau de la réunion de ce lambeau avec l'avivement médian, 3 centimètres
et mesurant 2 centimètres seulement à son sommet, c'est-
à-dire au niveau de l'origine des petites lèvres ;

B) *Passage des fils* : (fils d'argent de moyen volume
et grande aiguille de Hagedorn montée sur porte-aiguille
de Pozzi). Après irrigations froides hémostatiques et
détersives, faites avec une solution antiseptique faible
(sublimé à 1/3000) dans le vagin, dans le rectum et sur
la zone d'avivement : *passer le 1ᵉʳ fil périnéal postérieur,* (fil d'Emmet, d'importance capitale ! puisqu'il doit
reconstituer l'anus !), d'arrière en avant (index gauche
dans rectum pour guider l'aiguille) : faire pénétrer l'aiguille, à gauche de la ligne médiane, à 1 centimètre et
demi environ en arrière et en dehors de la circonférence
postérieure de l'anus ; perforer les tissus de bas en haut,
passer dans l'épaisseur de l'extrémité inférieure de la
cloison recto-vaginale, et ressortir, sur le côté droit du
périnée, en un point exactement symétrique au point
d'entrée de l'aiguille ; « ce 1ᵉʳ fil doit cheminer sur la
surface cruentée, très près de son bord postérieur, mais
pénétrer très franchement dans l'angle de division de la
cloison, où il doit prendre un point d'appui solide. »

Passer le 2ᵉ fil périnéal postérieur : (index gauche
dans rectum) : manœuvre identique ; mais introduire
l'aiguille, au niveau et à un centimètre en dehors de la
limite postérieure de l'avivement ; la faire cheminer également, pendant tout son trajet médian, entre les muqueuses vaginale et rectale (index rectal indispensable !)
mais à 1 centimètre plus haut ; ressortir sur le côté droit
du périnée, en un point symétrique au point d'entrée.

Passer le 3e fil périnéal postérieur : à un centimètre plus haut, d'une façon identique.

Passer de même 3 fils périnéaux antérieurs : les pla-

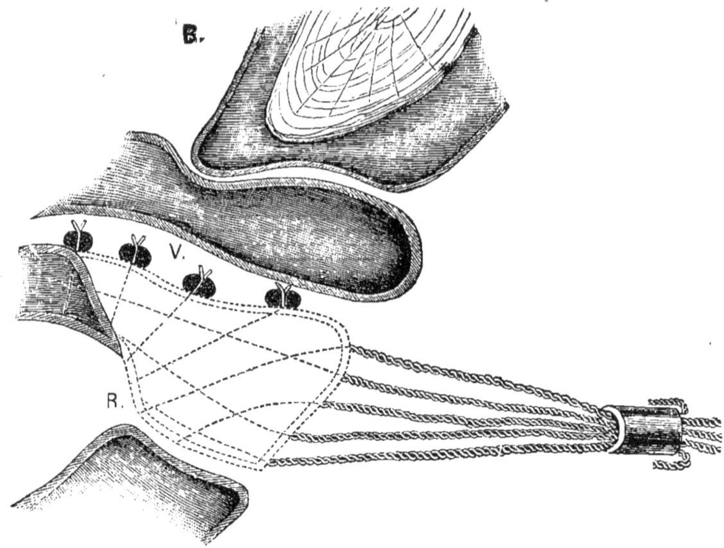

Fig. 13 — Coupe verticale passant à travers les pubis et montrant la direction des sutures à travers le plancher de l'anus dans le procédé d'Emmet. — B, vessie; V, vagin ; R, rectum.

cer à environ 1 centimètre de distance les uns des autres, à 1 centimètre en dehors de l'avivement sur la peau ; les faire émerger dans le vagin à la limite de l'avivement et de la muqueuse pour rentrer et ressortir du côté opposé en des points symétriques.

Saisir les extrémités des fils passés, entre les mors d'une pince à forcipressure, et se laver à nouveau les mains avant C.

C) *Affrontement, torsion des fils* : Commencer par serrer le 1er fil (d'Emmet), en ayant soin de bien juxtaposer les bords de l'avivement ;

Serrer les autres fils, successivement d'avant en arrière ;

Couper les fils à 0,04 centimètres, et les réunir en faisceau par un fil circulaire ; les entourer de gaze.

Faire un lavage antiseptique soigneux (sublimé à 1 p. 3000) de toute la région opératoire ;

Panser antiseptiquement : Saupoudrer iodoforme sur ligne de sutures ; mèche de gaze dans vagin ; ouate aseptique vulvaire ;

Replacer la malade dans son lit en décubitus dorsal, les jambes maintenues rapprochées par serviette, les jarrets relevés par traversin ;

Sonder 3 ou 4 fois par jour ;

Régime liquide ; constiper avec 10 ou 20 centigrammes d'extrait thébaïque par jour ; lavement glycériné au 6ᵉ jour ; reconstiper jusqu'à l'ablation des fils ;

Retirer les fils au 8ᵉ jour (sauf indications spéciales ; *abcès*, etc.)

DYSMÉNORRHÉE

(δυς, difficilement, μην, mois, ρεω, couler (menstruation difficile).

Éléments étiologiques : *a) origine tubo-ovarienne :* adhérences inflammatoires (blennorragie !) périovariennes, péritubaires, salpingo-ovarites... ; développement insuffisant des ovaires ; *b) origine utérine :* métrites, sténoses du col, déviations de l'utérus (flexions surtout), tumeurs intra-utérines..., utérus infantile ; *c) neuro-arthritisme* (névralgies, congestions) ; *d) origine accidentelle :* frayeur, refroidissement, excès génitaux, pendant les règles...

Signes cliniques : règles pénibles, douloureuses : *a) douleur* locale pelvienne, menstruelle (*dysm. utérine*), ou prémenstruelle (*dysm. tubo-ovarienne*) ou à la fois menstruelle et prémenstruelle ; modalités diverses : pesanteur pelvienne, hypogastrique ; coliques plus ou moins vives (douleurs expulsives, tranchées (*dysm. mécanique*)) ; irradiations lombaires ; *b) phénomènes congestifs,* (prémenstruels surtout) : sensation de plénitude dans le bas-ventre ; rougeur, tension de la vulve et du vagin ; culs de sac turgescents, dépressibles ; utérus augmenté de volume, douloureux à la palpation... ; dysurie, ténesme anal ; congestions à distance (seins, face...) (si dominent la scène : *dysm. congestive*) ; parfois phénomènes névralgiques prédominants (névralgies pelviennes, céphalalgie, gastralgie... (*dysm. névralgique !*) *c) écoulement sanguin :* continu (en nappe, goutte à goutte) ou intermittent (parfois vraies débâcles sanguines), plus ou moins abondant, pâle ou rouge ou noirâtre, avec ou sans caillots... ; *d) état général :* parfois intact ; le plus souvent altéré ; amaigrissement, expression douloureuse du facies ; hypochondrie, irascibilité, troubles nerveux graves (*dysm. nerveuse !*), manie, épilepsie (?)

I. — LA MALADE EST EN PLEINE CRISE MENSTRUELLE

A. — Douleurs dysménorrhéiques vives ; écoulement sanguin se faisant d'une façon satisfaisante (facilité, abondance) :

Calmer les douleurs : repos au lit ; cataplasmes laudanisés sur le ventre, ou mieux, compresses mouillées de Priessnitz (voir *Pseudo-métrites virginales*).

Évacuer le rectum, s'il y a lieu, par des lavements glycérinés, et recourir à l'emploi des suppositoires à l'extrait d'opium, de belladone ; ou aux lavements laudanisés ; donner, 2 fois par jour, dans un peu d'eau, 20 gouttes de :

> Teinture de viburnum prunifolium
> Teinture de piscidia. . . . . . } *āā* 15 grammes.

ou asa fœtida, 10 centigrammes en pilules d'heure en heure, ou 25 à 30 gouttes de la mixture suivante :

> Éther sulfurique . . . .
> Teinture de valériane . .
> Teinture de castoréum . . } *āā* 5 grammes (Courty).
> Laudanum de Sydenham . .

Faire boire en abondance des infusions chaudes (bourrache, tilleul, thé...).

Si cela ne suffit pas : injections de morphine.

B. — Comme pour A, mais écoulement sanguin très abondant (ménorrhagies) :

1º Calmer les douleurs, comme pour A ;

2º Modérer l'hémorragie : élever légèrement le bassin en plaçant un coussin un peu dur sous le siège ;

Faire, dans le vagin, des irrigations avec de l'eau bouillie à 45° ou 50° ;

Extrait de chanvre indien (0,25 à 0,50 centigrammes) à l'intérieur ou en suppositoires.

En cas d'échec : voy. métrorrhagies.

C. — Comme pour A, mais écoulement sanguin peu abondant, laborieux :

1º Calmer les douleurs comme pour A ;

2º Favoriser l'hémorragie : injections vaginales très chaudes (50°); bains de pieds très chauds; sinapismes sur la face interne des cuisses ; badigeonnages iodés dans la région lombaire...; fomentations sur le ventre, rubéfiants (térébenthine, alcool camphré).

II. — LA MALADE EST DANS UNE PÉRIODE INTERMENSTRUELLE

S'adresser à la cause de la dysménorrhée : à l'*état général* (chloro-anémie, neuro-arthritisme...) pour le modifier; à l'*état local* (flexions, sténoses du col...), pour le faire disparaître.

A. — **Dysménorrhée congestive :** thérapeutique décongestionnante : voir pseudo-métrites (neuro-arthritisme).

B. — **Dysménorrhée nerveuse :** hydrothérapie, médication antispasmodique (bromure de potassium, asafœtida, valériane...)

C. — **Dysménorrhée des chlorotiques :** fer, arsenic, hydrothérapie...

D. — **Dysménorrhée mécanique :** 1° Sténoses du col :

a) Sténose du col (congénitale ou acquise) peu considérable : introduire dans le col une laminaire (pour l'assouplir) et faire ensuite *la dilatation immédiate progressive* avec les bougies d'Hégar, aseptiques et bien vaselinées (vaseline aseptique).

Technique : Procéder méthodiquement et avec douceur; ne jamais forcer; diriger la bougie dans la direction de la cavité utérine (préalablement reconnue par l'hystérométrie et le toucher vaginal combiné au palper hypogastrique); employer d'abord une bougie pénétrant sans

difficulté et introduire successivement les bougies suivantes de la filière, de diamètre progressivement croissant (accroissement d'un millimètre par bougie) ; si une
bougie a pénétré avec difficulté, la laisser en place deux
ou trois minutes et faire avec elle de petits massages du
col (mouvements de va et vient), avant d'introduire la
suivante ;

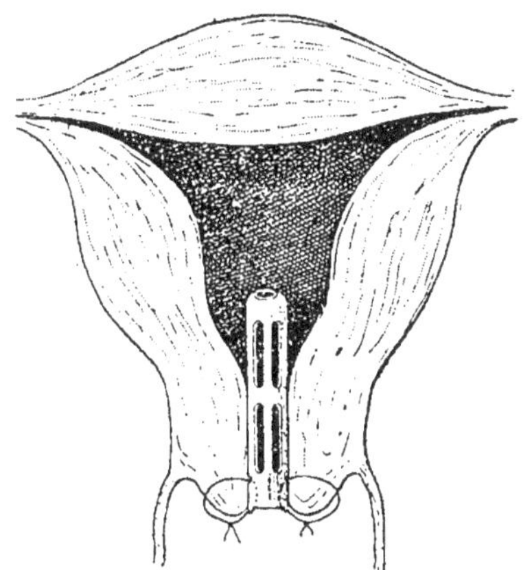

Fig. 14. — Tige intra-utérine de Petit, vue de face.

Maintenir, s'il y a lieu, le résultat obtenu, par tiges
intra-utérines (de Petit) à demeure (fig. 14).

b) Sténose du col (congénitale ou acquise) très accusée :
exciser la partie rétrécie par une amputation du col, et
reconstituer un orifice suffisant au museau de tanche, en
affrontant bien exactement les deux muqueuses utérine
et vaginale (stomatoplastie) (voir *métrites chroniques*
(amputation biconique, etc...)

En cas de *col tapiroïde* : faire l'évidement commissu-
ral du col de Pozzi ;

2° Déviations utérines : pessaires (voir rétroversion
utérine), ceinture abdominale, hystéropexies, dilatation,
etc...

3° Tumeurs intra-utérines : voir fibro-myomes.

4° Développement imparfait des organes génitaux, torpeur génitale : Conseiller le mariage ! Électrisation galvanique (pôle négatif sur l'hypogastre, pôle positif sur la région lombaire ou dans le col).

E. — Hystérie, épilepsie menstruelle, hystéro-épilepsie « douleurs atroces ou troubles nerveux graves à point de départ nettement ovarien, chez femme éloignée de la ménopause, et après échec de tous les autres modes de traitement, y compris la suggestion » (Labadie-Lagrave et Legueu) : OOPHORECTOMIE, ou mieux, peut-être, HYSTÉRECTOMIE VAGINALE !

FIBRO-MYOMES DE L'UTÉRUS

Eléments étiologiques : de 30 à 50 ans ; apparition pendant la période d'activité sexuelle (jamais avant la puberté, jamais après la ménopause). Femmes vierges, nullipares ou multipares. Très grande fréquence (1/10 environ).

Prolifération périvasculaire inflammatoire ? Congénitalité ? Sclérose utérine par altération nutritive, de cause diathésique (neuro-arthritisme) ?

Signes cliniques : A. FONCTIONNELS, a) *hémorragies* : (par altérations de la muqueuse utérine). Ménorrhagies (règles prolongées, abondantes) ; métrorrhagies (pertes sanguines dans l'intervalle des règles) ; hémorragie continuelle : anémie grave. D'autant plus abondantes que « le fibrome se rapproche davantage de la muqueuse » (fibromes sous-muqueux, interstitiels) ;

b) *douleurs* ; par salpingo-ovarites (infection fréquente ; sclérose ovarienne (ovarite sclérokystique) infectieuse ou trophique) ; par endométrite (dysménorrhée) ; par névralgie utéro-ovarienne neuro-arthritique.

c) *compressions* : (fibromes pelviens enclavés surtout) : des 2 uretères (rétention rénale, intoxication, albuminurie...) peut constituer une indication urgente à l'intervention dont elle assombrit le pronostic : d'un seul uretère (pronostic moins sombre (hypertrophie compensatrice de l'autre rein) ; de l'urètre (rétention d'urine) ; de l'intestin (constipation rebelle, occlusion intestinale chronique, aiguë, stercorémie...) ; de la vessie (pollakiurie, ténesme, rétention...) ; des nerfs (névralgies sciatique, obturatrice...) ; des veines (œdèmes, varices, hémorrhoïdes...).

d) *leucorrhée, hydrorrhée* (fibromes hydrorrhéiques).

Latence symptomatique absolue de certains fibromes (surtout sous-péritonéaux).

B. PHYSIQUES : *Examen bimanuel* : (toucher vaginal et palpation abdominale combinés) ; résultats très variables suivant les cas (« tumeur peu développée constituant un symptôme médiocre ou bien caractérisée et poursuivant son évolution vers le vagin ou vers la cavité péritonéale ») (Voy.: I, II, III, IV, V, VI, VII.)

Hystérométrie : agrandissement de la cavité utérine (8-20 centimètres) constaté avec l'hystéromètre ordinaire, ou en argent malléable,

DE ROUVILLE. — Consultations gynécologiques. 4

ou une sonde en gomme (déformation, déviation de la cavité utérine par fibromes sous-muqueux, par polypes intra-utérins) ; *toucher digital intra-utérin* après dilatation : (myomes sous-muqueux, interstitiels).

Evolution : généralement lente et progressive, mais variable suivant siège : a) *sous-péritonéal* (latence symptomatique parfois fort longue), b) *interstitiel, sous-muqueux* (hémorragies, douleurs, compressions), c) *pelvien* (compressions), *Influence* de la ménopause (atrophie, mais rien d'absolu !), de la grossesse (souvent favorable, parfois nuisible). Accouchement spontané (polype), énucléation spontanée (fibrome sous-muqueux, interstitiel), sphacèle, suppuration ; transformation kystique, sarcomateuse (fibro-myomes), cancéreuse (adénomyomes seuls !). Lésions rénales, cardiaques, hépatiques.

NÉCESSITÉ ABSOLUE, CHEZ TOUTE FEMME VENANT CONSULTER POUR UN FIBRO-MYOME A ÉVOLUTION ABDOMINALE OU PELVIENNE DE QUELQUE VOLUME, D'EXAMINER AVEC SOIN, AVANT D'INTERVENIR (S'IL Y A LIEU) PAR LE VENTRE OU LE VAGIN, **l'état des reins** (PALPATION, EXAMEN DES URINES (ALBUMINE, URÉE...) RECHERCHE DE LA PERMÉABILITÉ RÉNALE...) ET **l'état du cœur** (PERCUSSION, AUSCULTATION, (DILATATION, HYPERTROPHIE) ...) :

Pronostic opératoire des hystérectomies abdominale, vaginale...!

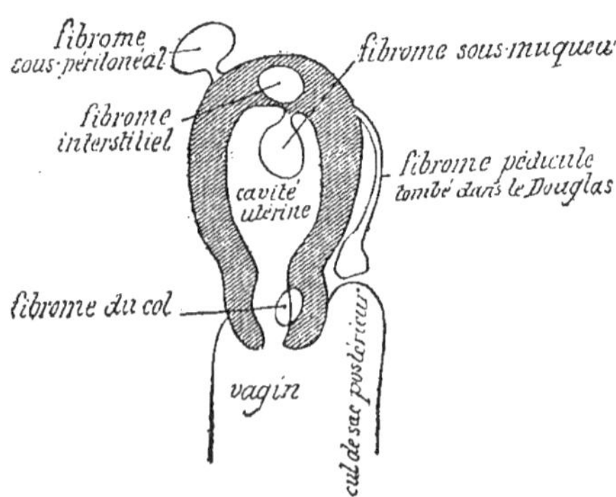

Fig. 15. — Différentes variétés de fibromes. Coupe antéro-postérieure de l'utérus et du vagin.

I. — FIBRO-MYOME LATENT, CHEZ UNE FEMME PROCHE DE LA MENOPAUSE :

(Ne gênant pas, n'augmentant pas, ne saignant pas, ne faisant pas souffrir) :

S'abstenir de toute intervention.

II. — FIBRO-MYOME CHEZ UNE FEMME HORS D'ETAT DE SUBIR UNE INTERVENTION :

(Néphrite cardiopathie graves, tuberculose, diabète ou anémie grave (hémorrhagies) :

S'en tenir au *traitement symptomatique, palliatif* (à moins qu'il ne s'agisse de polypes, de fibromyomes de la portion sous-vaginale du col (voir ces mots) dont l'extirpation n'offre aucun danger) :

a) Hémorragies : teinture de cannabis indica (X gouttes 3 fois par jour); extrait fluide d'hydrastis canadensis (XXV gouttes deux à trois fois par jour);

Curettage (voir Métrites hémorragiques);

Electrolyse : Méthode d'Apostoli (action intrautérine, emploi de hautes intensités);

Dilatation du col : Avec les bougies d'Hégar (jusqu'à 16-18 millimètres);

b) Douleurs : Applications de Priesstnitz (voir Pseudométrite virginale);

Donner deux fois par jour dans un peu d'eau 20 gouttes de :
Teinture de Viburnum prunifolium
Teinture de piscidia $\bar{a}\bar{a}$ 15 grammes.

Piqûres de morphine;

Soulèvement et réduction de la tumeur enclavée (phénomènes de compression) : Agir sur l'utérus, par le vagin ou par le rectum, la femme étant en position genu-pectorale (ou en position latérale de Sims, si la chloroformisation est nécessaire) (voir *positions gynécologiques*).

Traitement balnéaire par les eaux minérales chlorurées sodiques (Biarritz, Salins, Balaruc, Salies-de-Béarn) ; bains d'eaux-mères (de 10 à 20 litres par bain d'eau ordinaire).

III. — COMME POUR II, MAIS PETITS FIBROMES INTERSTITIELS, HÉMORRAGIQUES, A DÉVELOPPEMENT RAPIDE (ABSENCE DE LÉSIONS ANNEXIELLES) :

Ligature vaginale d'une portion de la base des ligaments larges, comprenant les artères utérines et leurs branches (voir pseudo-métrites hémorragiques).

EN DEHORS DE I, II ET III TOUT FIBRO-MYOME UTÉRIN DOIT ÊTRE OPÉRÉ.

I. — FIBRO-MYOME DE LA PORTION VAGINALE DU COL

Augmentation de volume régulière d'une des lèvres du col ; masse arrondie, ferme, au-dessus de laquelle glisse la muqueuse du museau de tanche, et entourée, comme d'un croissant, par l'autre lèvre amincie : ENUCLÉATION.

Technique : Toutes les précautions antiseptiques étant prises, la femme mise en position de la taille, (voir *positions gynécologiques*) anesthésiée ou non, les parois vaginales bien écartées par deux valves, antérieure et postérieure :

1° Saisir la lèvre hypertrophiée du col avec une pince de Museau et attirer l'utérus le plus bas possible, vers la vulve ;

2° Faire avec un bistouri, sur cette lèvre, une incision longitudinale ouvrant la capsule du fibro-myome ;

3° Avec le doigt ou l'énucléateur de Pozzi, pratiquer l'énucléation de la tumeur, solidement saisie par une pince de Museau, qui permet de lui faire subir les mou-

vements de torsion et de traction nécessaires à son ablation ;

4° Rapprocher, par quelques points de suture au catgut, les lèvres de la plaie du col.

Pansement vaginal à la gaze iodoformée.

II. — FIBRO-MYOME PEU VOLU-MINEUX (œuf) DE LA PARTIE SUS-VAGINALE DU COL :

Tumeur dure, faisant corps avec l'utérus et perceptible par un des culs de sac du vagin (le postérieur le plus souvent) : ÉNUCLÉATION TRANSVAGINALE.

Technique : soins préopératoires comme pour I ;

1° Avec deux pinces de Museux, saisir les parties droite et
gauche de la lèvre postérieure
du col ;

2° Inciser d'un coup de ciseaux la partie médiane de cette
lèvre (entre les deux pinces)
jusqu'au cul de sac vaginal ;

3° Faire au bistouri, sur la
ligne médiane de la paroi vaginale, une incision, dans toute
l'étendue de la tumeur, et jusqu'à la tumeur ;

4° Avec le doigt ou un énucléateur soit de Pozzi (fig. 16),
soit de Tuffier (fig. 17), énucléer le fibrome (comme pour
I 3° ;

5° Suturer au catgut l'incision vaginale et la lèvre postérieure du col ;

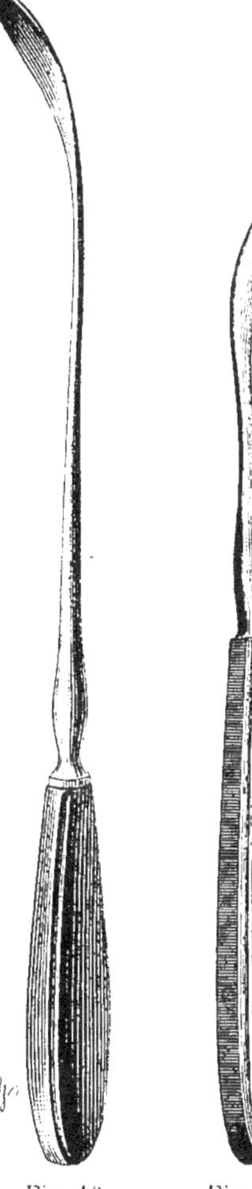

Fig. 16.
Énucléateur de
Pozzi.

Fig. 17.
Énucléateur
de Tuffier.

6° Mèche de gaze iodoformée dans la cavité cervicale, gaze iodoformée dans le vagin.

III. — FIBRO-MYOME COMME POUR II MAIS VOLUMINEUX, OU FIBRO-MYOME SOUS-SÉREUX (DE LA FACE POSTÉRIEURE OU ANTÉRIEURE) :

a) Femme jeune : énucléation abdominale ;

b) Femme ménopausée ou près de l'être : HYSTÉRECTOMIE ABDOMINALE TOTALE ou mièux SUBTOTALE (laisser un moignon de col).

IV. — FIBRO-MYOME SOUS-MUQUEUX DU CORPS UNIQUE, PEU VOLUMINEUX *(mandarine)* :

Tumeur dure, faisant plus ou moins saillie dans la cavité utérine, soulevant la muqueuse qui, saine, glisse au-dessus d'elle *(toucher intra-utérin après dilatation)* (fig. 18).

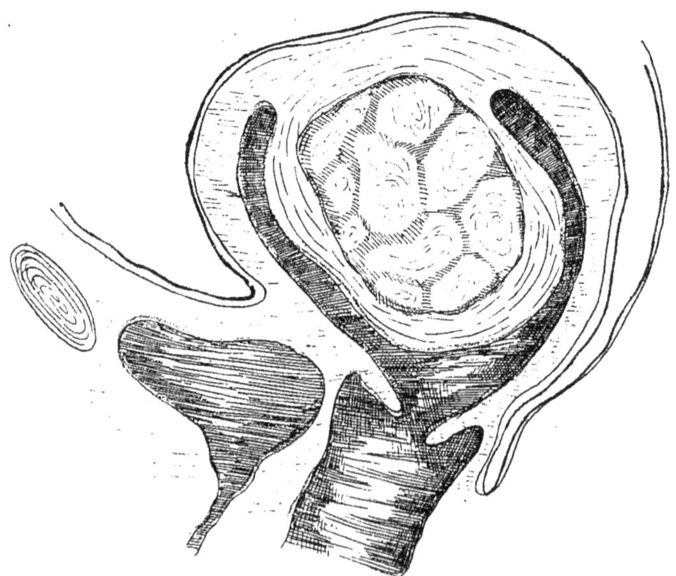

Fig. 18. — Fibrome sous-muqueux, sessile, du corps de l'utérus (d'après Hofméier).

a) Femme jeune : ÉNUCLÉATION VAGINALE, avec ou sans morcellement (fibro-myome plus intra-mural) :

Technique : Soins préopératoires comme pour I.

1° Saisir le col avec une pince de Museux ;

2° Faire au bistouri, tout autour du col, une incision circulaire ;

3° Libérer le col, avec l'index jusqu'aux culs de sac péritonéaux, sans les ouvrir ;

4° Avec les ciseaux droits, sectionner le col, à droite et à gauche, dans toute sa hauteur « en empiétant sur le segment inférieur de l'utérus » ;

5° Saisir avec une pince de Museux, chacune des valves ainsi produite, et les écarter l'une de l'autre, de façon à bien exposer la cavité utérine ;

6° Sur la tumeur, fixer solidement une pince à traction ;

Si la tumeur est énucléable : l'énucléer comme pour I : (incision de la muqueuse, ouverture de la capsule, énucléation, extirpation).

S'il est nécessaire de la morceler : « introduire dans la cavité utérine les écarteurs coudés de Péan ; amarrer solidement sur la tumeur, une pince à morcellement ; avec cette première pince, exercer une traction, puis, juste au-dessus de sa prise, pratiquer une petite incision transversale sur la lèvre supérieure de laquelle on applique immédiatement une deuxième pince à morcellement ; confier cette pince à un aide, et exciser en coin les tissus pris par la première pince ; ce cône enlevé, replacer immédiatement la pince sur un des bords de la solution de continuité, puis enlever un deuxième cône, et ainsi de suite, jusqu'à ce que la tumeur se trouve, en quelque sorte, évidée ; chercher alors, par des tractions et des mouvements de rotation, à énucléer le reste de la tumeur ; si on n'y parvient pas, continuer le morcellement.» (Delagénière) ;

Hémostase soignée de la cavité utérine (pinces à demeure) ;

Laver (eau stérile chaude à 50°) et *drainer* (mèche de gaze aseptique) la cavité utérine ;

Suturer le col et le vagin ;

Gaze iodoformée dans le vagin.

Soins postopératoires : enlever les pinces au bout de 48 heures et refaire le pansement comme ci-dessus. — Se contenter, au 5ᵉ jour, *si tout va bien,* d'une injection vaginale (sublimé 1/4000) biquotidienne.

Guérison en 8 jours sauf complications : infection, hémorragie… (hystérectomie vaginale)!

b) femme âgée : Traitement comme pour *a*) ou plus simplement : HYSTÉRECTOMIE VAGINALE.

V. — FIBRO-MYOMES PÉDICULÉS

Voir polypes.

VI. — FIBRO-MYOME SOUS-PÉRITONÉAL PÉDICULÉ :

Tumeur généralement dure, extrêmement mobile (sauf adhérences) attachée par un pédicule sur le fond ou sur une des faces de l'utérus (*diagnostic le plus souvent après laparotomie*) (fig. 19).

Faire la MYOMECTOMIE ABDOMINALE : section du pédicule après laparotomie :

a) Pédicule grêle : passer au travers du pédicule une aiguille mousse chargée d'un fil de soie double et nouer (nœud de Tait) (fig. 20).

Sectionner le pédicule, au delà du nœud, d'un coup de ciseaux.

b) Pédicule volumineux : saisir le pédicule dans une forte pince au-dessous de la tumeur ;

Sectionner le corps fibreux à un travers de doigt au-dessus de la pince, en conservant une collerette de péritoine ;

Enlever la pince ; lier les vaisseaux, s'il y en a ;

Faire une excision cunéiforme du pédicule et suturer

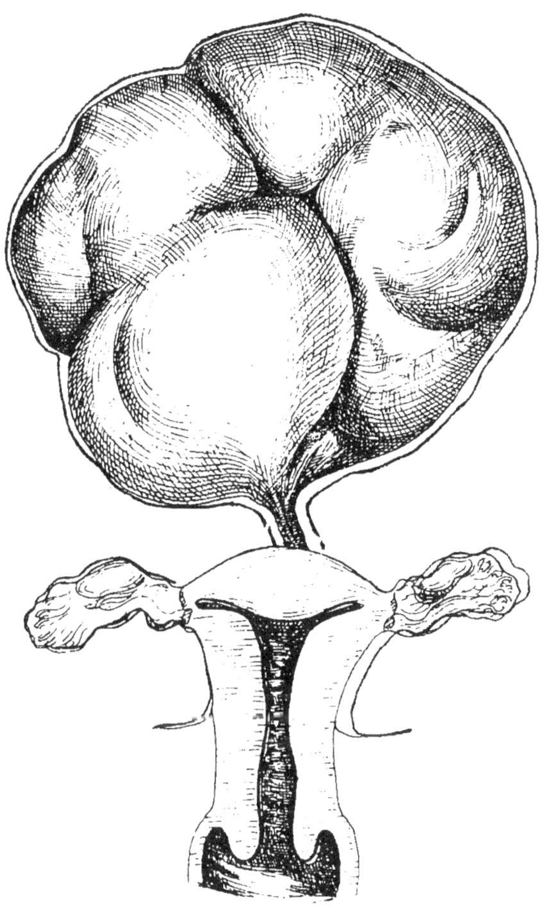

Fig. 19. — Fibrome sous-péritonéal, pédiculé, à évolution abdominale
(Bonnet et Petit).

les lèvres et le fond du moignon ainsi constitué ; (bien s'assurer avant de refermer le ventre que l'hémostase est complète).

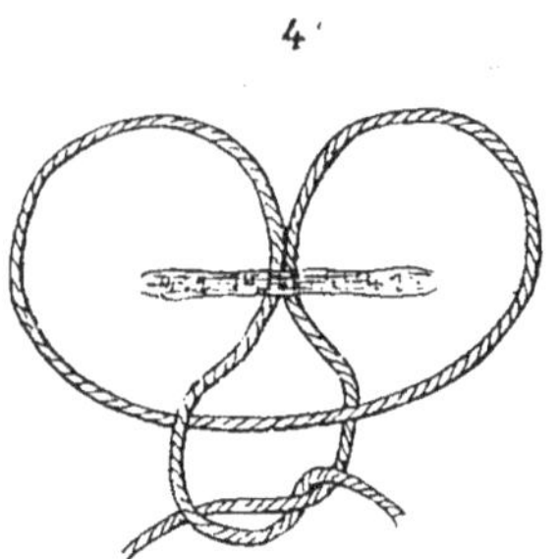

Fig. 20. — Nœud de Tait.

VII. — FIBRO-MYOMES DU CORPS QUELS QUE SOIENT LEUR VOLUME ET LEUR SIÈGE : (*Interstitiels, sous-péritonéaux ou sous-muqueux*), uniques ou multiples, mais *en nombre limité*, ce dont on se rend compte par l'examen direct de l'utérus après ouverture du ventre :

a) Femme jeune : ÉNUCLÉATION ABDOMINALE ;

Technique générale de Tuffier : après dilatation et nettoyage de la cavité utérine pratiqués la veille de l'opération :

1° Laparotomie et luxation (si possible) de l'utérus hors du ventre ;

2° Exploration de l'utérus (nombre, volume, situation, rapports des fibro-myomes) ; recherche de la ligne avasculaire *médiane* de l'organe ;

a) Fibrome sous-péritonéal : inciser la séreuse dans sa portion la plus amincie, et énucléer la tumeur de dedans en dehors ;

b) Fibrome profond (sur la face antérieure ou postérieure de l'utérus, ou dans la portion sus-vaginale du col...) :

1° Inciser l'utérus sur la ligne médiane facile à déterminer, ou, dans le cas contraire, suivant la ligne qui la rappelle, jusqu'à ce que le fibrome soit découvert ;

2° Attaquer la tumeur du côté de la ligne médiane de l'utérus (un aide écartant avec des pinces à griffes les deux lèvres de l'incision utérine) ;

3° Mettre à nu le fibrome, l'isoler d'un coup de doigt jusqu'à son équateur et l'énucléer, après l'avoir saisi avec des pinces de Museux ;

EN CAS DE FIBROMES MULTIPLES : *a) dans le voisinage du premier ou du plus gros* : tâcher d'utiliser la première incision pour aller les énucléer (toujours de dedans en dehors et non de dehors en dedans) ;

b) Éloignés les uns des autres : faire les nouvelles incisions nécessitées par le siège des fibromes près ou loin de la première ;

4° *Si la cavité utérine n'a pas été ouverte,* suturer l'utérus et fermer le ventre sans drainage ;

Si la cavité utérine a été ouverte : drainer la cavité utérine (dilatée depuis la veille) à l'aide d'un gros drain en caoutchouc sortant dans le vagin ; drainer également par le cul de sac postérieur incisé (si possible), le Douglas ;

b) Femme âgée (ménopausée ou près de l'être) : HYSTÉRECTOMIE ABDOMINALE SUBTOTALE.

VIII. — DÉGÉNÉRESCENCE FIBROMATEUSE TOTALE DE L'UTÉRUS

a) Utérus fibromateux dépassant à peine ou ne dépassant pas le niveau de la symphyse : HYSTÉRECTOMIE VAGINALE (avec ou sans morcellement) (procédé de Doyen).

b) Utérus fibromateux dépassant la symphyse : HYSTÉRECTOMIE ABDOMINALE SUBTOTALE.

FIBRO-MYOMES ET GROSSESSE

Signes cliniques : *sous l'influence de la grossesse:* augmentation de volume, ramollissement des fibro-myomes (surtout myomes interstitiels); déplacement des fibro-myomes, *pendant l'accouchement,* quelquefois de haut en bas, le plus souvent de bas en haut ; sphacèle possible des fibro-myomes (accidents septiques consécutifs !). *Influence des fibro-myomes sur la grossesse :* très souvent nulle (tumeurs sous-péritonéales) : avortement : enclavement, rétroversion de l'utérus gravide, gène de l'accommodation du fœtus... (tumeurs interstitielles). *Influence des fibro-myomes sur l'accouchement* : 3 éventualités cliniques (Puech) : *a*) accouchement spontané normal (fibrome petit, bien placé, fœtus peu gros, etc...) ; *b*) accouchement spontané mais très long et laborieux ; *c*) dystocie (fibromes obstruant mécaniquement la filière pelvi-génitale (interstitiels du col, du segment inférieur..., sous-péritonéal pédiculé, tombé et fixé dans le Douglas) : inertie utérine, irrégularité des contractions, rigidité du col, rupture prématurée des membranes (mort du fœtus, sa rétention, septicémie secondaire), mauvaises présentations ; déformations du fœtus par compression ; mort du fœtus, mort de la mère (fatigue, septicémie, rupture utérine). *Après l'accouchement* : hémorrhagie parfois mortelle, inversion utérine, rétention du délivre.

Considérer le développement d'une grossesse dans un utérus fibromateux, comme une éventualité toujours sérieuse, souvent grave, parfois extrêmement grave !

A. — Pendant la grossesse.

I. — POLYPE, FIBRO-MYOME INTERSTITIEL DU COL

Extirpation (voir fibro-myomes de l'utérus I et polypes utérins).

II. — GROSSESSE PLUS OU MOINS AVANCÉE *Évolution normale; fibromes petits ou siégeant dans zone de tolérance* (**FOND DE L'UTÉRUS...**) ; *pronostic favorable :*

« Laisser marcher la grossesse, quitte à intervenir en cas d'accident imprévu. » (Delagénière).

III. — FIBRO-MYOMES PELVIENS

a) Pas d'accidents actuels et chances nombreuses pour que grossesse et accouchement évoluent normalement (tumeurs petites (ramollissement, étalement, ascension) :

Ne rien faire et se tenir prêt à intervenir au moindre accident ;

b) Accidents actuels (compressions (uretères, vessie, rectum...) hémorragies ; souffrances, mort du fœtus) ; ou *accidents très probables* (tumeurs volumineuses, de siège particulièrement dangereux):

Ne jamais recourir à l'avortement, ni à l'accouchement prématuré! (infection facile ; hémorragies graves, rupture utérine (forceps, version) ;

Faire : LAPAROTOMIE et ÉNUCLÉATION DE LA TUMEUR (si possible), ou HYSTÉRECTOMIE ABDOMINALE TOTALE OU SUPRA-VAGINALE (après section césarienne, si enfant vivant et viable) :

Faire L'ABDOMINALE TOTALE, s'il est impossible ou imprudent de conserver un morceau du col (épithelioma, métrite).

Faire la SUBTOTALE, dans le cas contraire (Delagénière).

IV. — FIBRO-MYOMES A ÉVOLUTION ABDOMINALE

N'intervenir qu'en cas d'accidents (compressions, douleurs, torsion du pédicule...) :

a) Fibro-myome sous-péritonéal pédiculé : MYOMECTOMIE ABDOMINALE (voir fibromyomes de l'utérus VI).

b) Fibromyome sous-péritonéal sessile : ÉNUCLÉATION (voir fibro-myomes de l'utérus VII).

c) Fibro-myomes multiples (utérus bourré de fibromes): HYSTÉRECTOMIE SUPRA-VAGINALE ou TOTALE, comme pour III (après section césarienne, si enfant vivant et viable).

B. — Pendant le travail.

Il existe un fibro-myome pelvien.

I. — IL NE TROUBLE EN RIEN LA MÈRE ET NE MENACE PAS LA VIE DE L'ENFANT :

« Attendre, en faisant à la nature la part aussi large que possible, mais limitée par l'intérêt de la mère et de l'enfant » (Lefour).

II. — ACCOUCHEMENT GÈNÉ PAR LA TUMEUR :

a) Essayer de réduire le fibrome, au-dessus du détroit supérieur : mettre la femme dans la position genu-pectorale (voir *positions gynécologiques*) ;

Introduire la main dans le vagin, et refouler la tumeur, dans l'intervalle des contractions ;

b) Fibrome inséré bas (col, segment inférieur), refoulé en bas par la partie fœtale : EXTIRPATION (voir *polypes utérins*) ;

c) Impossibilité d'agir comme pour *a*) ou *b*), mais fibrome ne s'opposant pas au passage de l'enfant :

Enfant vivant : RECOURIR AU FORCEPS OU A LA VERSION (Puech) ;

Enfant mort : HYSTÉRECTOMIE ABDOMINALE TOTALE (embryotomie souvent très grave) ;

d) Comme pour *c* ; mais impossibilité d'extraire sans danger l'enfant vivant : Faire L'HYSTÉRECTOMIE ABDOMINALE SUBTOTALE OU TOTALE comme pour A III, après section césarienne.

FISTULES VÉSICO-VAGINALES

Éléments étiologiques : accouchement laborieux (bassin trop étroit, tête trop grosse...) ; compression prolongée de la cloison vésico-vaginale contre le pubis par la tête fœtale arrêtée dans le vagin ; d'où eschare, chute de l'eschare, fistule (du 3ᵉ au 8ᵉ jour) ; *beaucoup plus rarement* : hystérectomie vaginale (blessures directes de la cloison ; perforations trophiques) ; application malheureuse du forceps, du basiotribe ; corps étrangers du vagin, de la vessie (calculs)...

Signes cliniques : écoulement de l'urine par le vagin, apparaissant le plus souvent, vers le 4ᵉ jour après l'accouchement, ou immédiatement après l'accident (forceps...) ; variable avec les dimensions de la fistule (abondance) avec son siège (écoulement continu ou intermittent) ; cystite fréquente ; inflammation vulvo-vaginale, érythème de la face interne des cuisses... odeur urineuse de la malade. *Examen direct* : toucher vaginal, valve de Sims, exploration par le cathétérisme vésical ; injection colorée intravésicale (fistulette) (malade en position de la taille, ou latérale de Sims, ou genu-pectorale, suivant les cas) ; (voir *Positions gynécologiques*) fistules hautes, (juxta-cervicales), moyennes, basses. Brides, rétrécissements du vagin... (indications thérapeutiques).

I. — FISTULES HAUT PLACÉES, JUXTA-CERVICALES, INABORDABLES PAR LE VAGIN, NI TROP CONSIDÉRABLES, NI TROP ADHÉRENTES AUX OS DU BASSIN.

Les aborder par *la voie ischio-rectale* (exceptionnelle !)

II. — *a)* FISTULES HAUT PLACÉES, AU FOND D'UN VAGIN TRÈS ÉTROIT ; *b)* CACHÉES PAR BRIDES OU REPLIS CICATRICIELS NOMBREUX ET RÉSISTANTS ; *c)* ADHÉRENTES AUX ORGANES VOISINS (os) ; *d)* COMPLIQUÉES DE CYSTITE INTENSE AVEC OU SANS CALCULS ; *e)* AYANT RÉSISTÉ A DE NOMBREUSES INTERVENTIONS PAR LE VAGIN :

Les aborder par la *voie sus-pubienne* :

Technique : *1ᵉʳ temps* : taille hypogastrique ; incision classique de la paroi abdominale ;

Refoulement de bas en haut du cul de sac péritonéal ;

Refouler en avant, à l'aide d'un doigt introduit dans l'orifice fistuleux par le vagin, la paroi vésicale ;

Ouvrir la vessie ;

Passer un fil de soie à travers chaque lèvre de la plaie vésicale et faire tendre par un aide ;

2ᵉ temps : avivement et sutures : avec une longue pince à dents de souris et un bistouri coudé sur le plat, décoller la muqueuse vésicale et la séparer de la muqueuse vaginale ;

Avec la plus grande aiguille d'Hagedorn montée sur porte-aiguille de Pozzi, faire un plan de sutures vaginal (soie, fil d'argent, catgut) et un plan de suture vésical (catgut) ;

3ᵉ temps : fermeture totale de la vessie (procédé classique) et sonde à demeure (de Malécot).

III. — FISTULES JUXTA-CERVICALES, ACCESSIBLES PAR VAGIN, MAIS UTÉRUS NON ABAISSABLE, OU IMPOSSIBILITÉ DE RAPPROCHER LES BORDS DE L'ORIFICE FISTULEUX :

Procédés autoplastiques : décollement de la paroi postérieure de la vessie qui devient ainsi libre et facile à abaisser ;

Ou bien : emprunter au col utérin un lambeau obturateur ;

Ou bien : oblitérer la fistule en se servant de l'utérus lui-même avivé.

IV. — FISTULES (AUTRES QUE I, II, III), LES PLUS FRÉQUENTES

A. **Fistules moyennes** (sonde de femme) ou **grandes** (doigt) : recourir soit AU PROCÉDÉ D'AVIVEMENT PAR

DÉDOUBLEMENT DE LA CLOISON VÉSICO-VAGINALE (de Ricard) soit AU PROCÉDÉ DE BRAQUEHAYE :

Quand opérez-vous ? Pas avant la 6ᵉ ou la 8ᵉ semaine qui suit l'accouchement.

Préparation éloignée de la malade (très importante !) : *antisepsie* du vagin, de la vulve, de la vessie (lotions, injections, bains) : se servir, à cet effet, des solutions de permanganate à 1/4000, de nitrate d'argent à 1/1000, d'oxycianure de mercure à 4/1000 (éviter les injections de sublimé et d'acide phénique, à cause de la vessie) ; donner du salol (2 à 4 grammes par jour) ;

S'il y a des brides cicatricielles dans le vagin : rétablir le calibre de ce conduit avec : les boules ovoïdes en gomme durcie de Bozeman (introduites pendant plusieurs jours) ; ou des sondes dilatatrices, des laminaires ;

ou bien : incisions libératrices des brides, au bistouri, suivies de l'introduction de spéculums de différentes grosseurs ;

Faire disparaître, s'il y a lieu, tout obstacle au cours des urines (rétrécissements, oblitérations de l'urètre...)

Préparation immédiate : purgatif la veille de l'opération ;

Lavement laxatif le matin même (de bonne heure) ;

Raser la vulve : savonnage et irrigation antiseptique du champ opératoire.

Position de la malade : a) fistule basse ou abaissable : *position obstétricale (bassin très élevé)* ; (voir *Positions gynécologiques*).

b) fistule haute ou moyenne non abaissable : *position latérale de Sims* ; (voir *positions gynécologiques*).

c) fistule très haute : *position genu-pectorale* (voir *Positions gynécologiques*).

Anesthésie générale (chloroforme, éther), si malade en position obstétricale ou latérale ;

Partielle (cocaïne sous-arachnoïdienne), devrait bien convenir quand femme en position génu-pectorale ;

Locale (cocaïne, nirvanine) dans cas peu complexes.

Instrumentation : une valve de Simon, courte et large, (pour abaisser le plancher pelvien) ; un écarteur (pour soulever la paroi vaginale antérieure) ; un bistouri à long manche, une longue pince à griffes, une paire de ciseaux courbes, une sonde métallique, deux pinces de Museux, fines aiguilles de Hagedorn et porte-aiguille de Pozzi, fils d'argent assez forts.

I. — PROCÉDÉ D'AVIVEMENT PAR DÉDOUBLEMENT
DE LA CLOISON VÉSICO-VAGINALE

Technique : 1ᵉʳ *temps* : *découverte de la fistule* : abaisser la fistule le plus possible en saisissant les deux extrémités de son diamètre transverse avec deux pinces de Museux ;

2ᵉ *temps* : *avivement de la fistule* : inciser à l'union même de la muqueuse vaginale avec la muqueuse vésicale, sur tout le pourtour de la fistule ;

Saisir avec une pince à griffes le milieu de la lèvre vaginale ainsi formée, prolonger latéralement des deux côtés, l'incision en pleine muqueuse vaginale, et disséquer cette muqueuse dans l'étendue de 1 à 3 centimètres ;

Agir de même sur la lèvre opposée et repérer exactement, avec des pinces, la muqueuse vaginale. « On a alors un avivement en forme de cône, dont le sommet est l'orifice vésical, bordé d'une muqueuse relâchée, plissée, rendue flasque par la traction des lambeaux ; on a deux lambeaux mobiles faciles à affronter par leur surface cruentée. » (fig. 21 et 22).

3ᵉ *temps* : *suture* : (ne pas toucher à la plaie vésicale (calculs secondaires !)) :

Traverser les lambeaux vaginaux *à leur base* (limite du décollement) avec l'aiguille de Hagedorn chargée du fil d'argent (passer autant de fils qu'il est nécessaire) ;

Tordre les fils avec les doigts ou tord-fils (en comptant

le nombre de tours de torsion) après avoir bien exactement affronté les lambeaux dans toute l'étendue de leur face cruentée ;

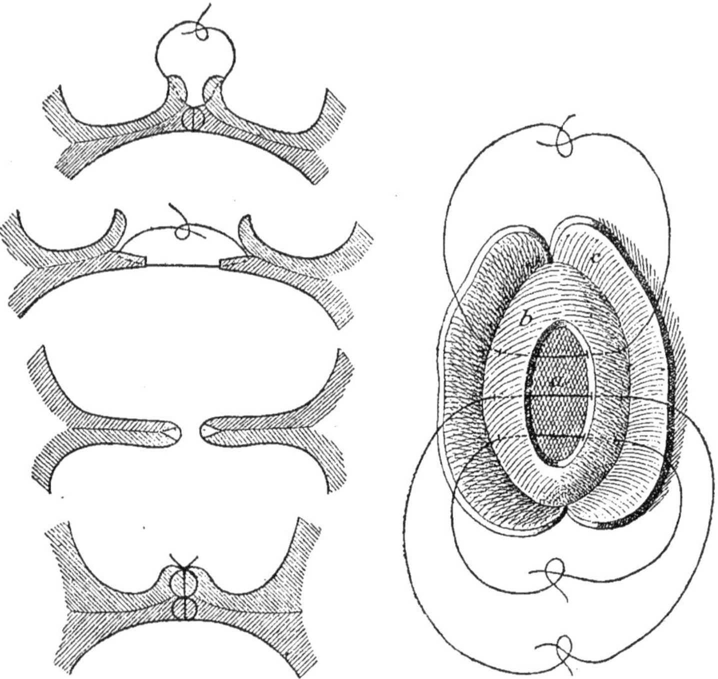

Fig. 21 et 22. — Fistules vésico-vaginales. *a*, fistule, *b*, paroi vésicale, *c*, paroi vaginale. D'après *Centralblatt für Gynækologie*.

Couper les fils à 3 ou 4 centimètres.

Vérifier les sutures en injectant dans la vessie par l'urètre de l'eau boriquée ;

Placer dans le vagin de la gaze iodoformée vaselinée protégeant exactement la paroi postérieure du vagin contre l'action des fils d'argent ;

Mettre une sonde de Malécot à demeure dans la vessie.

Soins postopératoires : Enlever la sonde vésicale au bout de 48 heures ;

Cathétériser toutes les trois heures nuit et jour, jusqu'au dixième ou douzième jour ;

Enlever les fils au 8e jour, par détorsion faite avec prudence ;

Faire dès lors, matin et soir, une injection vaginale au sublimé à 1/3000 ;

Laisser la malade se lever le 15e jour.

Indications spéciales : a) persistance d'une fistulette : *la cautériser avec crayon de nitrate.*

b) Désunion partielle plus ou moins étendue : *tenter la réunion immédiate secondaire par de nouvelles sutures* (reprendre sonde à demeure, puis cathétérisme).

c) Catarrhe vésical : *lavages boriqués prudents.*

d) Apparition des règles : *changer, tous les jours, le pansement vaginal.*

En cas d'échec : *ne pas tenter d'opération nouvelle avant un mois.*

II. — PROCÉDÉ DE BRAQUEHAYE (1)

Soins préopératoires comme ci-dessus.

Technique : 1er *temps : Incision :* faire autour de la

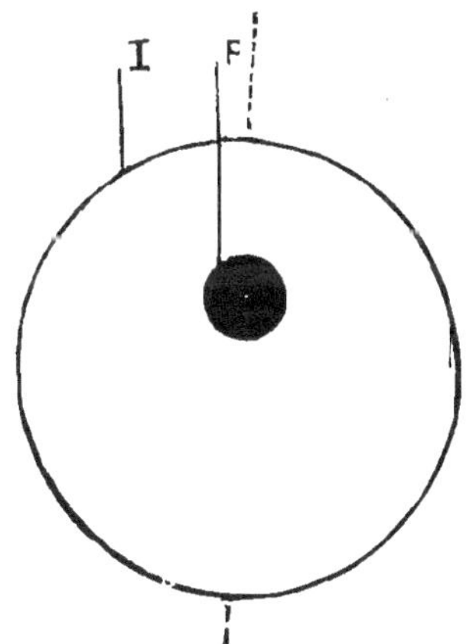

Fig. 23. — Fistule vésico-vaginale (F) cernée par une incision circulaire excentrique (I) (Braquehaye).

(1) J. Braquehaye, *Traitement de la fistule vésico-vaginale.* Tunis, 1900.

fistule une incision elliptique, ne comprenant que l'épaisseur de la muqueuse vaginale, ne passant qu'à 7 millimètres au-dessus de la fistule et passant à 12 millimètres au-dessous (fig. 23).

2ᵉ temps : *dédoublement de la muqueuse vaginale* : disséquer la muqueuse vaginale, aux ciseaux ou au bistouri, en allant de la ligne d'incision vers l'orifice de la fistule, c'est-à-dire de la périphérie vers le centre ;

Arrêter la dissection de la muqueuse à 2 ou 3 millimètres de la fistule ; « on isole ainsi une collerette de muqueuse vaginale adhérant à l'orifice fistuleux par un pédicule circulaire. »

3ᵉ temps : *suture de la collerette* ; relever la collerette ainsi isolée, vers la ligne médiane, de manière que la face muqueuse regarde la cavité vésicale et la face cruentée la cavité vaginale ;

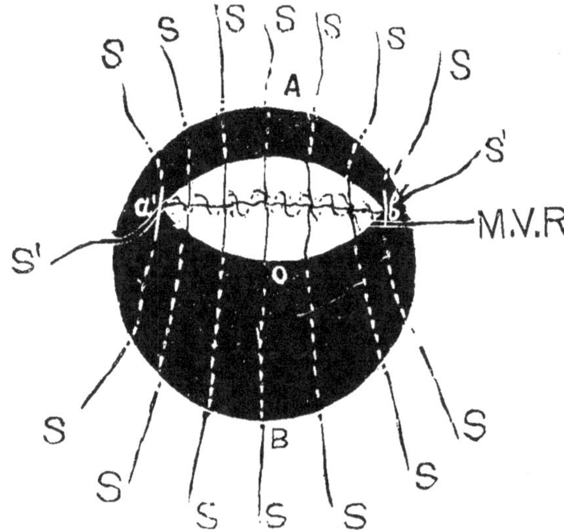

Fig. 24. — Fistule vésico-vaginale : M. V. R. Muqueuse vaginale disséquée, repliée sur elle-même et suturée. — La partie visible correspond à sa face cruentée ; la face muqueuse est retournée vers la vessie. — S, points de sutures du plan superficiel, destinés à rapprocher les bords avivés du vagin. — S', surjet du plan profond, c'est-à-dire de la collerette vaginale M. V. R.

La partie teintée correspond à la surface vaginale disséquée et avivée après retournement de la collerette (Braquehaye).

Suturer au catgut fin (surjet ou points séparés), avec une fine aiguille courbe, les bords larges et flottants de la collerette, en affrontant non seulement leur tranche, mais encore en empiétant largement sur la surface cruentée (afin d'avoir un large adossement en surface) ;

4ᵉ temps : suture de la surface avivée : Avec du fil d'argent, du crin de Florence ou de la soie, réunir, comme dans les procédés ordinaires d'avivement, les bords de la large surface avivée qui reste en dehors de la collerette relevée et suturée (voir AB fig. 24);

Placer ainsi de 3 à 7 points ; les serrer, après affrontement bien exact des surfaces ;

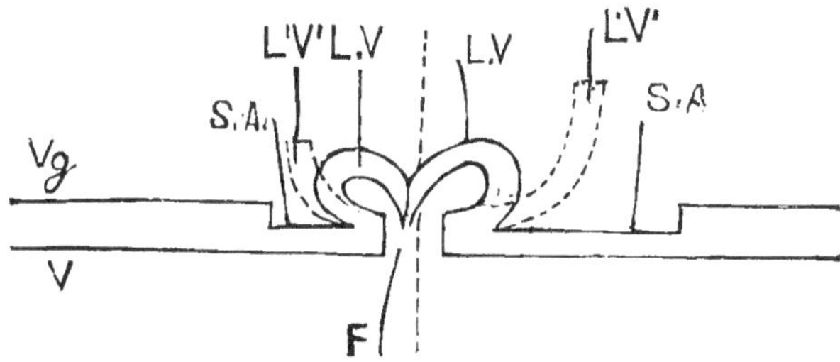

Fig. 25. — Fistule vésico-vaginale : Coupe antéro-postérieure : V, côté vessie ; Vg, côté vagin ; F, fistule ; L. V, lambeau vaginal disséqué et replié ; L'V', le même, disséqué, mais non replié ; S. A, surface avivée (Braquehaye).

Faire, s'il y a lieu, quelques sutures superficielles, entre les points précédents.

Soins postopératoires les mêmes que ci-dessus (1).

B. — Fistules de faibles dimensions : Recourir au procédé d'*avivement*, dit *Américain* ou de *Sims* :

(1) *Avantages de ce procédé* : a) Il n'y a pas de perte de substance ;

b) On n'adosse que des parties saines et vivaces ;

c) Les 2 lignes d'affrontement ne se correspondent pas;

d) Le plan de sutures profond (collerette) se trouve, quand on a serré les sutures superficielles, largement flottant et nullement tiraillé ;

e) Ce plan profond étant flottant dans la vessie, toute pression intravésicale (urines, injections) tendra à rapprocher les tissus et à fermer la ligne des sutures.

Soins préopératoires : Comme pour A.

Technique : 1ᵉʳ *temps* : *Avivement de la fistule* ; a) Saisir avec une pince à griffes les bords de la fistule (fig. 26) ;

b) Plonger un bistouri, à lame droite ou coudée, à 6 ou 8 millimètres des bords de la fistule, et en faire ressortir la pointe à l'union des muqueuses vésicale et vaginale ;

c) Bien tendre les bords de la fistule avec la pince à griffes, et tailler une collerette annulaire autour de la fistule.

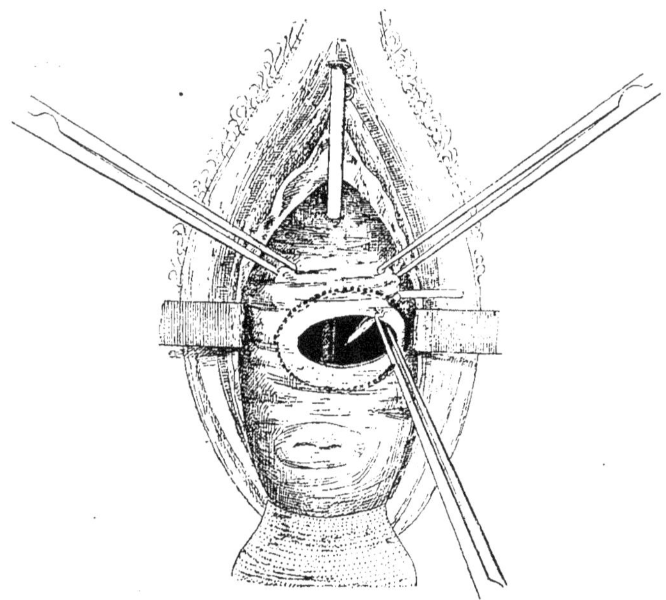

Fig. 26. — Avivement d'une fistule vésico-vaginale par excision.

2ᵉ *temps* : *Suture* : Faire, autant que possible, la ligne de suture transversale (fine aiguille plate de Hagedorn ; porte-aiguille de Pozzi ; fil d'argent moyen).

1º Passer autant de sutures *profondes* qu'il est nécessaire, de la façon suivante :

a) Faire pénétrer l'aiguille armée du fil à 5 millimètres du bord de la zone avivée ;

b) La faire cheminer au-dessous de toute la surface cruentée (respecter la muqueuse vésicale !);

c) Repérer par autant de pinces à forcipressure qu'il convient, chacune des extrémités de ces fils profonds ;

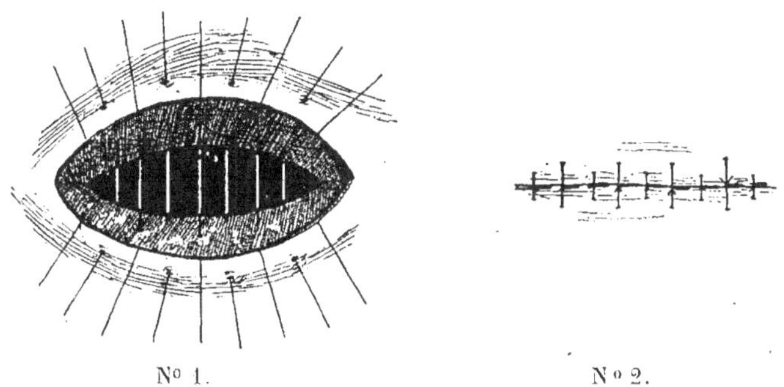

Fig. 27 — Suture de la fistule vésico-vaginale après avivement par excision : N° 1, fils profonds et superficiels en place ; 2, les fils sont serrés.

2° Passer autant de sutures *superficielles* (fig. 27) qu'il est nécessaire pour assurer un affrontement parfait : avec des fils plus fins que les précédents, faire, entre les points de suture profonde, des points de suture superficielle, en introduisant l'aiguille *aussi près que possible* des bords de la surface avivée, et en la faisant ressortir, en un point symétrique, sur l'autre bord de la plaie.

3° Tordre d'abord ces derniers fils (superficiels);

4° Tordre ensuite les fils profonds.

Soins postopératoires : Comme pour A.

GROSSESSE ECTOPIQUE, TUBAIRE

Eléments étiologiques : *a) Salpingite desquamative* nécessaire à la greffe ovulaire dans la trompe (Lawson-Tait), niée par Paquy (grossesses tubaires dans trompes saines) ; *b) causes mécaniques* : rétrécissement de la lumière de la trompe par compression (tumeurs abdominales, utérines, etc...), par couture (adhérences péritubaires) ; polypes intratubaires ; « il est possible que toutes les causes qui apportent un obstacle à la migration de l'œuf *prédisposent* à la grossesse extra-utérine » (Pinard) ; *c) malformations congénitales de la trompe ?* G. tubaire relativement fréquente (hématosalpinx, hématocèles) ; récidive non exceptionnelle.

Signes cliniques : 1º avant le 5ᵉ mois, *a) Sans complications* : signes de probabilité, plus ou moins nets, de grossesse normale (gonflement et douleurs des seins, phénomènes sympathiques nerveux, digestifs), arrêt des règles ou pertes sanguines irrégulières. *Examen bimanuel* : utérus légèrement augmenté de volume, parfois dévié, col normal ; tumeur annexielle, correspondant par son volume à l'âge de la grossesse, simulant une salpingite kystique, et perçue dans un cul-de-sac latéral ou dans le cul-de-sac postérieur (Douglas) ou au-dessus du pubis. Douleurs dans le bas-ventre, irradiées dans les aines, les lombes, le membre inférieur, calmées par le repos au lit, exagérées par la marche ; troubles fonctionnels du côté de la miction et de la défécation.

b) Avec complications (très fréquentes) : accidents péritonitiques ; hémorragies intra-tubaire (hématosalpinx), péritonéale enkystée, diffuse (rupture, avortement tubaires) (voir hématocèle rétro-utérine, inondation péritonéale).

2º Après le 5ᵉ mois *a) Sans complications* : accentuation des signes de a) (sympathiques, de compression) ; existence des signes de certitude de grossesse ; *inspection* : ventre augmenté de volume ; *palper* : tumeur plus ou moins volumineuse « de forme insolite, dont le siège, extrêmement variable, ne parait pas en rapport avec le développement d'un organe, immobilisée, fixée le plus souvent dans le bassin ; sensation de deux pôles fœtaux, perception de la rénitence du liquide amniotique ; parties fœtales, rarement superficielles, souvent plus profondes que dans G. utérine (Pinard) ; ballottement : *percussion* : tumeur mate ; *examen bimanuel* (palper + toucher vaginal) : permet souvent de sentir l'utérus hypertrophié, sous la forme d'une petite tumeur située au-dessus de la symphyse ou l'avoisinant, parfois distincte de la grosse, quelquefois semblant lui être accolée », contractions utérines ; *auscultation* : bruits du cœur fœtal, souffle maternel ; *toucher vaginal* : ramollissement du col moindre que dans G. utérine ; col le plus souvent en avant et en haut contre la symphyse, ou en arrière ou sur les côtés, ou dans sa situation normale ; perception du kyste fœtal plus ou moins nette suivant degré d'engagement ; parties fœtales nettement senties (parois minces) ou inaccessibles (parois épaisses, « c'est qu'alors le placenta se trouve presque toujours, en totalité ou en partie, dans le petit bassin ») ; cathétérisme vésical (état de vacuité ou de réplétion, direction, rapports avec tumeur).

b) Avec complications : 1° *mort du fœtus :* cessation des bruits du cœur, augmentation de volume et ramollissement de la tumeur, montée du lait ; parfois précédée (grossesse à terme) des phénomènes du *faux travail ;* douleurs rythmiques et expultrices (contractions utérines), expulsion totale ou partielle d'une caduque. Infection post-mortem du kyste fœtal, ouverture spontanée du kyste suppuré, fistules, septicémie..... Rarement transformation du fœtus toléré en lithopédion. 2° *Rupture du kyste fœtal* (hémorragies) rare.

« Toute grossesse extra-utérine diagnostiquée commande l'intervention chirurgicale » (Pinard).

I. — GROSSESSE ECTOPIQUE DE MOINS DE CINQ MOIS ÉVOLUANT NORMALEMENT

Pratiquer immédiatement *l'extirpation du kyste fœtal par la* LAPAROTOMIE.

II. — GROSSESSE ECTOPIQUE DE MOINS DE CINQ MOIS, COMPLIQUÉE

1° Hématosalpinx : traitement comme pour I ;
2° Hématocèle rétro-utérine (voir ce mot) ;
3° Inondation péritonéale (voir ce mot).

III. — GROSSESSE ECTOPIQUE DE PLUS DE CINQ MOIS, AVEC FŒTUS VIVANT

A. — Grossesse à terme (très rare dans G. tubaires) : intervenir immédiatement par LAPAROTOMIE : extirpa-

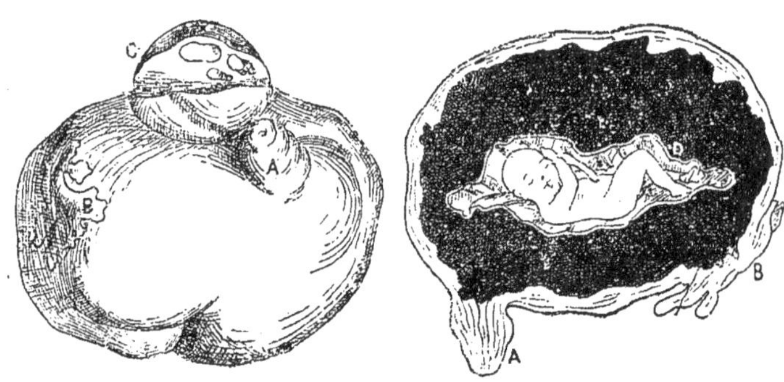

Fig. 28. — Grossesse tubaire proprement dite (d'après Martin). A, segment utérin de la trompe ; B, pavillon ; C, ovaire ; D, fœtus dans la cavité amniotique.

tion totale du kyste fœtal (souvent réalisable dans G. tubaire) ou (cas les plus fréquents) marsupialisation du kyste : « extraction du fœtus avec simple extériorisation du kyste et abandon du placenta » (fig. 28).

B. — Enfant viable, mais point à terme : attendre, pour intervenir comme pour A, que le huitième mois soit tout à fait accompli (se tenir prêt à intervenir immédiatement en cas d'accident (rupture... !) ou d'altération évidente de la santé de la mère). « *Laisser aux circonstances le soin d'indiquer le bon moment de l'intervention.* »

C. — Enfant peu éloigné de l'époque de viabilité se comporter comme pour B.

D. — **Enfant éloigné de la date minimum de sa viabilité** (plusieurs semaines) : intervenir immédiatement comme pour A.

IV. — GROSSESSE ECTOPIQUE DE PLUS DE CINQ MOIS COMPLIQUÉE

A. — **Hémorragie par rupture** : LAPAROTOMIE D'URGENCE : ablation complète du placenta, le plus souvent nécessaire (hémostase !)

B. — **Péritonite suppurée** : LAPAROTOMIE D'URGENCE.

C. — **Mort de l'enfant :**

a) La mort du fœtus est récente : attendre (sauf urgence) environ six semaines (jamais plus ; « opérer avant le retour des règles et les menaces de rupture par hyperdistension kystique consécutive ») pour intervenir comme pour A, III (ralentissement de la circulation interkysto-placentaire) ;

b) La mort du fœtus est ancienne :

1° *le kyste fœtal plonge fortement dans l'excavation* : ÉLYTROTOMIE :

Technique : « Inciser le vagin là où bombe le kyste fœtal ;

Après évacuation du liquide amniotique, agrandir l'ouverture par des débridements exécutés à l'aide d'un bistouri boutonné ;

Pratiquer la dilatation à l'aide des doigts réunis en cône ;

Introduire la main dans le kyste, saisir le pied et extraire le fœtus ;

Sectionner le cordon et essayer de décoller le placenta ;

Si décollement du placenta difficile : ne pas insister : faire un lavage du kyste à l'eau bouillie, puis tamponnement à la gaze stérilisée ;

Renouveler le tamponnement tous les 4 ou 5 jours. »

2° *le kyste fœtal n'est pas aisément accessible par le vagin* : LAPAROTOMIE : extériorisation abdominale du kyste avec ablation du placenta (plus de crainte d'hémorragie), ou mieux, extirpation totale du kyste (si possible).

V. — KYSTE FŒTAL ANCIEN SUPPURÉ

A. — Kyste fœtal suppuré non ouvert : l'ouvrir par l'abdomen ou le vagin suivant son siège ;

Évacuer les débris fœtaux, drainage ;

Lavages fréquents antiseptiques du sac.

B. — Kyste fœtal suppuré ouvert :

a) Au niveau de l'abdomen : agrandir, au bistouri, l'ouverture spontanée, extraire les débris fœtaux, drainage ; lavages antiseptiques ;

b) Au niveau du vagin : traitement comme pour *a*) ;

c) Dans le rectum ; l'aborder par le vagin ou l'abdomen, suivant les cas ;

d) Dans la vessie : dilatation urétrale ou taille vésico-vaginale.

HÉMATOCÈLE RÉTRO-UTÉRINE

Eléments étiologiques : Grossesse tubaire : *a*) *hématocèle d'abondance minime* : avortement tubo-abdominal complet, très précoce, des toutes premières semaines de la grossesse ; *b*) *hématocèle classique, enkystée, d'abondance moyenne* : avortement tubo-abdominal complet (expulsion de l'œuf entier dans la cavité abdominale, par l'orifice abdominal de la trompe) dans péritoine sain, ou rupture tubaire (voir inondation péritonéale), dans péritonie antérieurement malade, cloisonné (rien d'absolu quant à l'état de la séreuse !) *c*) *hématocèle à poussées successives* : avortement tubo-abdominal incomplet (caillot de sang, débris de l'œuf, môle tubaire, retenus dans la trompe), ou rupture tubaire (rupture de la trompe, et hémorragie ; puis hémostase spontanée par compression exercée par le sang épanché en voie de coagulation ; puis traumatisme, effort, congestion menstruelle et nouvelle hémorragie). De la 4ᵉ à la 12ᵉ semaine de la grossesse.

Signes cliniques : *a*) Hématocèle d'abondance minime : douleur subite, très vive dans le bas ventre, guérison en 8 jours par le repos au lit (souvent méconnue). *b*) Hématocèle classique, enkystée, d'abondance moyenne : *début* : chez une femme en pleine santé ou présentant quelques légers troubles d'une grossesse douteuse, avec ou sans retard dans les règles, ou après une ou deux irrégularités menstruelles, *douleur* subite extrêmement violente, tantôt diffuse, tantôt nettement localisée à un des côtés du ventre ; en même temps, métrorrhagie d'abondance variable, avec ou sans expulsion de caduque, cessant bientôt, puis, plus tard, écoulement de couleur chocolat ; rapidement signes d'hémorragie interne grave : pouls petit, filiforme, rapide ; température abaissée (parfois élevée), facies pâle, grippé, extrémités froides ; réaction péritonéale (ventre tendu, ballonné, état nauséeux ou même vomissements (alimentaires, bilieux, parfois porracés)) ; *évolution* : au bout de 24 ou de 48 heures, amélioration de l'état général (facies, pouls...), atténuation considérable et progressive de la douleur qui se localise : ténesme vésical ou rétention d'urine ; ténesme rectal, constipation ; *palpation hypogastrique* : tuméfaction sous-ombilicale, s'élevant plus ou moins au-dessus du pubis, présentant « des contours sinueux, obliques d'une fosse iliaque à l'autre et comparés souvent à ceux d'un cœur d'une carte à jouer » ; *toucher vaginal* : col de l'utérus, haut situé, refoulé

De Rouville. Consultations gynécologiques.   6*

en avant, collé et aplati contre le pubis ; cul-de-sac postérieur, saillant, rempli par une tumeur, refoulant en avant la paroi postérieure du vagin dans une étendue variable, fluctuante au début, puis de consistance « neigeuse », plus tard ligneuse ; *examen bimanuel :* utérus plus élevé que normalement, « comme énucléé du petit bassin » refoulé en avant (si la tuméfaction n'est pas postéro-latérale ou, à fortiori, antérieure) ; *toucher rectal :* rectum refoulé, aplati par l'épanchement qui l'encadre en avant et latéralement ; *terminaisons : a)* résorption, très lente, *b)* suppuration (fièvre, frissons, élancements) : ouverture dans rectum (guérison possible (rare), hecticité, mort), dans vagin, dans vessie. *c)* HÉMATOCÈLE A POUSSÉES HÉMORRAGIQUES SUCCESSIVES : plusieurs formes cliniques : 1º début puis arrêt de l'hémorragie comme pour *b)* puis, au bout d'un temps variable, *très fréquemment à l'époque des règles,* nouvelle douleur soudaine et violente, nouveaux signes d'hémorragie interne et de réaction péritonéale ; *évolution ;* ou bien : état général de plus en plus grave, mort imminente (intervention d'urgence) ; ou bien : tout s'arrange, mais répétitions fréquentes des mêmes accidents ; 2º début, puis arrêt de l'hémorragie comme pour *b)* ; mais l'arrêt de l'hémorragie n'est qu'apparent ; elle continue sourdement, lentement (pas de début brusque comme pour 1º). *Complications :* infection secondaire comme pour *b)* (par utérus, annexes, anses intestinales, rectum...).

PENDANT LA PÉRIODE DE DÉBUT DES ACCIDENTS AVANT QUE L'ENKYSTEMENT SOIT MANIFESTE, SURVEILLER TRÈS ATTENTIVEMENT LA MALADE (*Pouls, Facies, examen local*) AFIN D'ÊTRE A MÊME D'INTERVENIR RAPIDEMENT SI L'ÉTAT VA S'AGGRAVANT (VOIR *Inondation péritonéale*).

I. — HÉMATOCÈLE D'ABONDANCE MINIME

Repos au lit absolu dans la position horizontale ;
Glace sur le ventre ;
Piqûre de morphine (si la douleur persiste, très vive).
Surveiller attentivement la malade, pour agir, s'il y a lieu, suivant les circonstances (infection, poussées hémorragiques successives (voir II-III).

II. — HÉMATOCÈLE CLASSIQUE, ENKYSTÉE, D'ABONDANCE VARIABLE

A. **Hématocèle enkystée, de faible volume, n'éveillant que peu ou pas de réaction péritonéale, présentant une tendance manifeste à la résorption spontanée** : traitement comme pour I, et, en plus, injections vaginales antiseptiques chaudes (sublimé à 1 p. 4000 à 45°) et lavements chauds (solution boriquée à 4 0/0 à 45°).

B. **Hématocèle enkystée, de faible volume, ne présentant pas les caractères de A** : Traitement comme pour C.

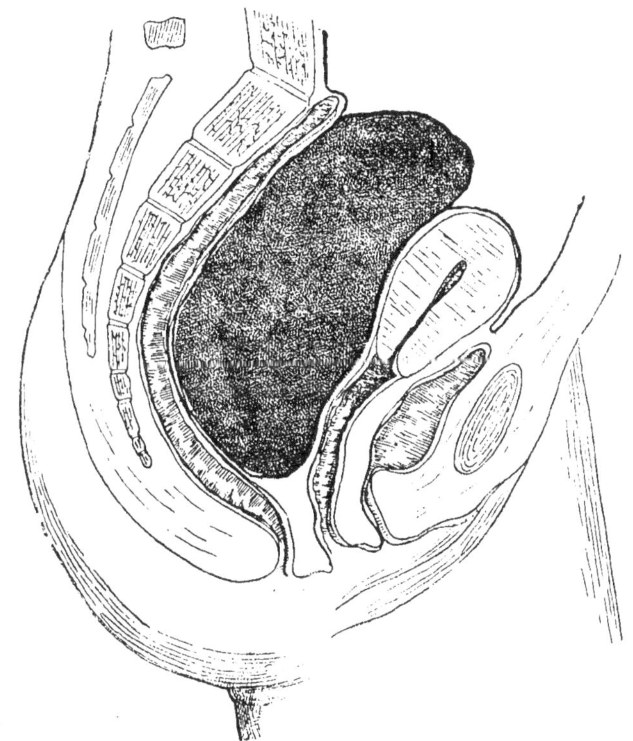

Fig. 29. — Hématocèle intra-péritonéale rétro-utérine (voy. page 88).

C. Hématocèle enkystée de gros ou de moyen volume (phénomènes de compression ; réaction péritonéale vive) (fig. 29) : intervenir par l'INCISION VAGINALE (fig. 30).

« Toute hématocèle de quelque importance doit être aujourd'hui considérée comme une menace permanente de danger, exposée qu'elle est, à toute époque de son évolution, à l'infection, la suppuration et toutes leurs conséquences. »

Technique : soins antiseptiques préalables : Lavage et antisepsie (voir ce mot) soignée, de la région périnéo-vulvaire et du vagin ;

Position de la femme : mettre la femme en position obstétricale (voy. *positions gynécologiques*) ;

Anesthésie : générale (chloroforme, éther) ou analgésie cocaïnique lombaire (voir *anesthésie*) ;

Introduire dans le vagin et faire tenir par un aide une valve postérieure, déprimant la fourchette ;

Saisir le col utérin avec une pince de Museux, par sa lèvre postérieure ; tirer modérément sur le col avec la pince tenue de la main gauche et le porter en avant ;

Avec un bistouri, tenu de la main droite, faire, au niveau de l'insertion postérieure du vagin sur le col, une incision transversale (fig. 30).

Dès que l'on voit s'écouler du sang noir et des caillots : introduire, dans la plaie vaginale, les deux index (bien aseptiques) dos à dos, et les écarter l'un de l'autre dans le sens transversal (pour agrandir l'ouverture) ;

Introduire l'index droit dans la poche, désagréger et évacuer les caillots, sentir et extraire le fœtus, s'il y a lieu ; (faire ce curettage digital évacuateur avec une extrême douceur).

Drainer : introduire dans la poche, prudemment, avec une pince à longs mors, deux gros drains en canons de fusil et les fixer à l'aide de mèches de gaze iodoformée, ou, *plus simplement,* un drain en croix.

Pansement : tamponnement vaginal à la gaze iodoformée.

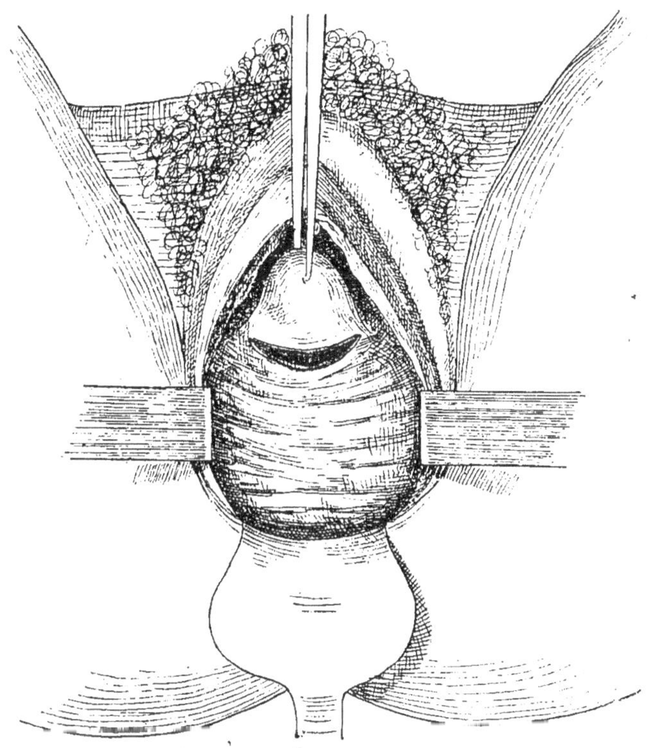

Fig. 30. — Ouverture du cul-de-sac vaginal postérieur (Martin).

Soins postopératoires : 48 heures plus tard, enlever le tamponnement vaginal et faire une irrigation vaginale antiseptique tiède ; replacer dans le vagin une mèche de gaze iodoformée ;

Faire quotidiennement le même pansement vaginal ;

Au 12e ou au 15e jour enlever les drains ;

Continuer pendant 15 jours les injections vaginales quotidiennes.

Si hémorragie considérable, ou faible mais persistante,

après ouverture de la poche : 1° essayer le TAMPONNE-
MENT de la cavité (le plus souvent suffisant) ; 2° en cas
d'échec, recourir sans hésiter, à la LAPAROTOMIE : évacuer le foyer, lier le point qui saigne, et enlever, s'il y a
lieu, les annexes malades ;

Si lésions complexes, (ablation totale des annexes impossible, surfaces cruentées étendues) : drainer par le vagin, ou même (paroi postérieure de l'utérus tomenteuse,
saignante), recourir à l'HYSTÉRECTOMIE ABDOMINALE.

**D. Hématocèle enkystée, de volume variable,
suppurée** : recourir à l'INCISION VAGINALE, comme pour
C ;

Faire suivre l'ouverture de la poche et l'évacuation du
pus, de lavages prudents (*sous faible pression*) de la cavité, avec du sérum artificiel chaud : (45°)

> Chlorure de sodium. . . . 7 gr.
> Eau. . . . . 1000 gr.

Draîner comme pour C.
Faire, par les drains, un lavage quotidien de la poche,
avec la même solution.

III. — HÉMATOCÈLE A POUSSÉES HÉMORRAGIQUES SUCCESSIVES

Faire la LAPAROTOMIE d'emblée (*renoncer à l'incision
vaginale, dès qu'il y a le moindre doute touchant l'arrêt
de l'écoulement sanguin*) : vider l'hématocèle, évacuer
les caillots ; ligature du point saignant ; libération puis
conservation ou ablation des annexes, (suivant les cas) ;
drainage abdominal ou mieux vaginal ;
HYSTÉRECTOMIE parfois nécessaire (comme pour II, C).

INJECTIONS DE SÉRUM ARTIFICIEL

Liquide à employer : Eau salée (9 grammes de chlorure de sodium (2 cuillerées à café) par litre d'eau), bouillie pendant trois quarts d'heure ; *ou* sérum de Hayem : (chlorure de sodium 5 grammes, sulfate de soude 10 gr., eau distillée 1 litre).

Instruments nécessaires : Un bock-laveur de 2 à 3 litres, flambé, ou mieux, un flacon à 2 tubulures ;

Un tube en caoutchouc, bouilli une demi-heure ;

Une aiguille de Potain, n° 2 ou 3, une canule de trocart, un bistouri, une pince à disséquer et une sonde cannelée, une paire de fins ciseaux pointus (ébullition d'une demi-heure dans l'eau carbonatée ou flambage).

I. — INJECTIONS SOUS-CUTANÉES

(Méthode de choix dans la plupart des cas).

Lieux d'élection : Face externe de la cuisse ; région trochantérienne, paroi abdominale ; fesses.

Technique : A. — Antisepsie de la peau du malade et des mains de l'opérateur ;

Chasser l'air du tube et de l'aiguille en laissant couler un peu de liquide ;

B. — Saisir et soulever entre le pouce et l'index gauches la peau de la région ; enfoncer d'un coup sec et obliquement, à la base du pli ainsi formé, l'aiguille de Potain (3-4 centimètres) tenue de la main droite, comme une plume à écrire ; s'assurer qu'on est bien dans le tissu cellulaire sous-cutané ;

Bock-laveur tenu par un aide ou suspendu à 75 centimètres au-dessus du malade ;

C. — A mesure que le liquide pénètre sous la peau, pratiquer, avec la main gauche, un léger massage de la région.

L'injection terminée (2-400 grammes), retirer l'aiguille d'un coup sec, et recouvrir l'orifice de ponction d'une couche de collodion iodoformé.

Faire en une autre région, et immédiatement, s'il y a lieu, une injection semblable.

II. — INJECTIONS INTRAVEINEUSES

(Cas d'extrême urgence).

Température du sérum : 38°. — *Chasser l'air du trou de l'aiguille* : (entrée de l'air dans les veines !)

Lieux d'élection : Pli du coude (médiane ou céphalique), cou de pied (saphènes).

Précautions antiseptiques : Comme pour I.

Technique : 1° Dénuder la veine sur une longueur de 4-5 centimètres (compression circulaire au niveau du bras, du mollet, si la veine est peu visible) ;

2° Passer sous la veine un fil double (aseptique) de soie ou de catgut fin, et lier immédiatement le fil correspondant au bout périphérique de la veine ;

3° Saisir le vaisseau avec la pince à disséquer, et l'ouvrir prudemment d'un coup de ciseaux perpendiculaire à sa direction ;

4° Pincer et soulever la lèvre supérieure de la boutonnière veineuse et introduire la canule *laissant déjà s'écouler le liquide* (danger de l'injection d'air) ; élever le bock à 50 centimètres au-dessus du malade ;

5° Serrer sur la canule, et d'un simple nœud, le fil supérieur.

6° L'*injection terminée* (1000 à 1500 grammes) : retirer la canule et lier, à double nœud, avec le *fil d'attente*, le bout central de la veine.

7° Laver au sublimé au millième la plaie, et la suturer ;

8° Pansement aseptique : Gaze, ouate, bande.

Ne pas craindre de répéter les injections de sérum (sous-cutanées ou intraveineuses), autant de fois qu'il est nécessaire (pouls !)

III. — INDICATIONS DES INJECTIONS DE SÉRUM

Hémorragies graves, schock, infections.

INONDATION SANGUINE PERITONÉALE

(Dans G. E. U. de moins de 3 mois).

Éléments étiologiques : grossesse tubaire : *a) rupture de la trompe gravide* se produisant presque toujours au niveau de l'insertion de l'œuf sur la paroi tubaire (paroi supérieure ou péritonéale de la trompe) « les éléments de la paroi tubaire, souvent infiltrés au niveau de l'insertion placentaire, par les cellules de la caduque, sont dissociés par une hémorragie locale (atrophie des villosités placentaires) ; la paroi cède, à ce niveau, à la première occasion (effort, nouvelle hémorragie...) » ; origine de l'hémorragie double : sinus placentaires et tranche de section de la déchirure (d'où abondance !) ; péritoine sain (épanchement diffus, sans tendance à la coagulation) ; *b)* exceptionnellement : *avortement tubaire abdominal* (voir hématocèle).

Signes cliniques : *Début :* douleur soudaine, très violente, localisée à un côté du ventre, puis diffuse, se produisant chez une femme en parfaite santé, ou présentant quelques signes de probabilité de grossesse ; vertiges, bourdonnements d'oreilles, sueurs froides, syncopes, signes d'anémie plus ou moins rapide, aiguë ou suraiguë ; pouls petit, filiforme, rapide, hypothermie (parfois hyperthermie) ; facies pâle, grippé, extrémités froides ; phénomènes de réaction péritonéale (ventre tendu, ballonné, état nauséeux, ou même vomissements (alimentaires, bilieux, parfois porracés) ; métrorrhagie plus ou moins abondante, foncée, épaisse, visqueuse, avec ou sans expulsion de caduque ; *toucher vaginal* : utérus gros, col mou, entr'ouvert ; examen des culs-de-sac généralement négatif ; flanc mat à la percussion (rarement) ; *évolution* : *a)* aggravation progressive des phénomènes, mort dans le collapsus ; *b)* enkystement (rare) (voir hématocèle).

I. — L'ACCIDENT VIENT DE SE PRODUIRE

LAPAROTOMIE d'urgence « ablation totale, pincement

et ligature de toute la ligne d'attache pelvienne, de tout le pédicule vasculaire des annexes » :

Soins prœopératoires : Asepsie rigoureuse (comme dans toute laparotomie) ;

Anesthésie à l'éther, très prudente (s'en passer, au besoin) ;

Mettre la malade en position renversée de Trendelenburg ; (voir *Positions gynécologiques*) ;

Commencer avant l'opération et continuer, pendant l'opération, une injection de sérum artificiel, sous-cutanée ou mieux (cas très graves) intraveineuse.

Technique : inciser la paroi abdominale dans la région médiane sous-ombilicale ;

Inciser le péritoine dans toute l'étendue de la plaie (se méfier de la vessie, souvent accolée contre la paroi abdominale !) ;

Négliger le sang qui s'écoule abondamment hors du ventre, et plonger *immédiatement* la main dans le cul-de-sac de Douglas ;

Saisir le kyste, l'attirer rapidement de bas en haut et pincer le ligament large correspondant entre deux clamps, placés l'un au ras de l'utérus, l'autre sur le ligament infundibulo-pelvien (pincement total du ligament large) ;

Enlever la tumeur ainsi isolée ;

Remplacer les clamps par des ligatures : « faire sur l'un et l'autre segment du ligament large, au delà des clamps, la double ligature enchaînée, en faisant passer les fils à distance suffisante des clamps, pour que les tissus prêtent et se laissent plisser et étreindre sans rupture (friabilité du ligament large) ; solidariser les deux moignons, en liant deux des chefs correspondants ; s'il reste un petit pont de ligament entre les deux clamps obliques, qui ne se rejoignent pas, la précaution qui vient d'être indiquée n'en sera que plus nécessaire » (Lejars).

Toilette du péritoine : avec des compresses aseptiques, enlever tous les caillots et assécher le mieux possible tout le foyer ;

Drainage et fermeture du ventre : fermeture partielle

de l'abdomen et drainage avec un gros drain entouré de gaze iodoformée, plongeant dans le Douglas et ressortant par la partie inférieure de la plaie abdominale, *ou mieux*, avec un gros drain métallique fenêtré contenant une mèche destinée à aspirer les sécrétions (Tuffier).

II. — L'ACCIDENT DATE DE QUELQUES HEURES

Pas d'aggravation (pouls, facies); arrêt probable de l'hémorragie ; tendance possible à l'enkystement :

Dans le doute : laparotomie d'urgence.

III. — L'ACCIDENT EST PLUS ANCIEN

Amélioration du pouls, du facies ; algidité diminuée (hémostase spontanée, tendance nette à l'enkystement) :

Voy. hématocèle enkystée.

KYSTES DES GLANDES DE BARTHOLIN

Éléments étiologiques : oblitération le plus souvent d'origine inflammatoire (gonorrhéïque dans l'immense majorité des cas) ou (rarement) mécanique (cicatrice de périnéorrhaphie, d'ulcérations vulvaires...), de l'orifice du canal excréteur de la glande. Surtout fréquents à gauche.

Signes cliniques : si le kyste est petit (aveline), on aperçoit à la base de la petite lèvre déplissée, en dedans de la grande lèvre intacte,

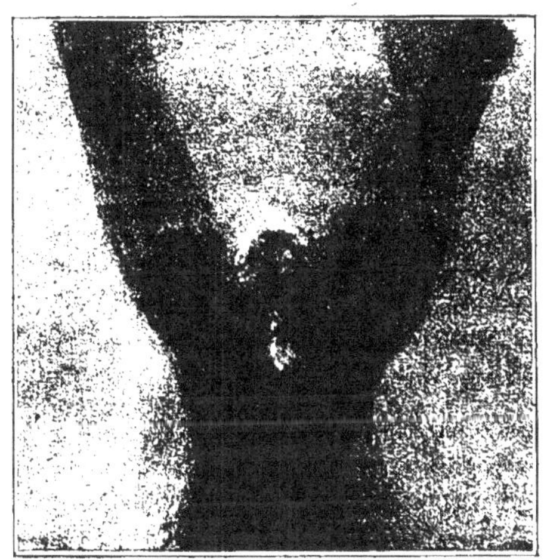

Fig. 31. — Kyste de la glande de Bartholin.

qui la recouvre plus ou moins complètement, une tumeur fusiforme à grand diamètre transversal, lisse, à surface régulière, fluctuante ou rénitente, recouverte par la peau et la muqueuse mobiles, elle-même mobile sur les parties sous-jacentes, indolente, irréductible, quelquefois transparente ;

Si le kyste est volumineux (œuf de poule), la tumeur offre les mêmes, caractères généraux, mais elle est globuleuse et a déplissé la partie postérieure de la grande lèvre correspondante ;

Gêne possible du coït et de la miction. Suppuration relativement fréquente (vulvite, catéthérisme, ponctions septiques (fig. 31).

I. — KYSTE NON SUPPURÉ

Ablation au bistouri.

Soins préopératoires : Nettoyage antiseptique (raser, savonner, brosser, laver au sublimé, puis à l'éther) ;

Anesthésie locale à la cocaïne (solution à 1 pour 100).

Instruments nécessaires : bistouri, ciseaux courbes, pince à griffes, six pinces à forcipressure, sonde cannelée, aiguilles de Reverdin ou d'Hagedorn, catgut n° 1, crins de Florence.

Technique : *a*) saisir de la main gauche, entre le pouce et les autres doigts, la grande lèvre, au niveau et au-dessous du kyste, et faire saillir ce dernier ;

b) Avec le bistouri, tenu de la main droite, faire profondément, jusqu'à la capsule (gris-bleuâtre) du kyste, une incision parallèle à la grande lèvre, suivant la ligne d'union de la grande et de la petite lèvres ;

c) Saisir, avec la pince à disséquer à griffes, une des lèvres de l'incision cutanée, la soulever, et, à l'aide de la sonde cannelée ou de l'index, séparer la capsule du kyste des tissus voisins ; poursuivre cet isolement jusqu'à la partie profonde du kyste, en sectionnant aux ciseaux, s'il y a lieu, les brides trop adhérentes ; hémostase par compression avec compresses-tampons stérilisées (sauf pour l'artère transverse du périnée, si on la coupe : ligature au catgut) ;

d) Isoler de même la face opposée de la tumeur ;

e) Lier au catgut et sectionner le pédicule vasculaire ;

f) Après excision partielle des téguments, s'il est nécessaire, rapprocher par la suture les lèvres de la plaie en faisant passer les fils profondément (crins de Florence) pour supprimer toute cavité.

g) Pansement à la gaze iodoformée (mèche de gaze dans le vagin et chiffonné de gaze sur la vulve) ; ouate ; bandage en T.

Nécessité absolue d'extirper tous les diverticules du kyste (contournant quelquefois l'ischion).

Si la dissection de la paroi kystique paraît devoir être laborieuse : procédé de Pozzi : « ponctionner d'abord le kyste avec un trocart à hydrocèle, l'évacuer, laver à l'eau chaude, pour enlever tout le liquide filant qu'il contient ; puis, faire pénétrer du *spermaceti* dissous au bain-marie, à une température relativement basse ; quand la poche est ainsi distendue, l'entourer de glace pilée ; au bout de quelques minutes, on obtient une masse dure qu'il est très facile d'extirper rapidement, avec la simple anesthésie par le froid et les injections de cocaïne. »

II. — KYSTE SUPPURÉ

C'est un abcès de la glande, à traiter comme tel (voir bartholinites).

KYSTES DU VAGIN

Eléments étiologiques : Origine embryogénique congénitale, aux dépens des débris inférieurs du canal de Wolff (canal de Gartner). Observés à tout âge : vierges, femmes stériles, femmes ayant accouché une ou plusieurs fois.

Signes cliniques : Tumeur lisse, ovalaire, sessile, recouverte par la

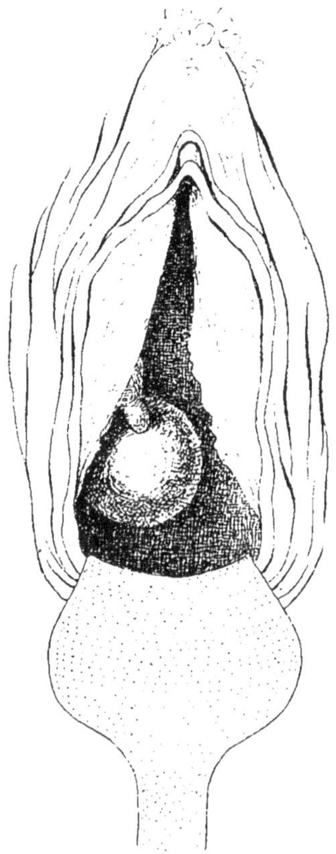

Fig. 32. — Kyste Wolffien de la paroi antéro-latérale droite
(d'après Chalot).

muqueuse, généralement normale, du 1/3 supérieur de la paroi antérieure ou postérieure du vagin (le plus souvent); volume variable (noisette, noix, œuf de dinde) ; tendance à la pédiculisation, prolapsus
de plus en plus considérable de la muqueuse du vagin, à mesure que
le kyste grossit ; parfois saillie à la vulve simulant le prolapsus utérin ; fluctuation nette (toucher rectal et toucher vaginal combinés ou,
si le kyste est facilement accessible : palpation bidigitale) ;

Évolution très lente ; quelquefois augmentation brusque par traumatisme, accouchement ; ne gêne que par volume (marche, coït) ; découverte du kyste le plus souvent fortuite par toucher accidentel
(grossesse, vaginite, etc.)

I. — KYSTE BAS, DE VOLUME MOYEN, A PAROIS ASSEZ ÉPAISSES, PEU OU PAS ADHÉRENT

Extirpation totale du kyste : Mettre la malade en position de la taille ; (voir positions gynécologiques).

Précautions antiseptiques d'usage ;

Anesthésie générale (éther, chloroforme), locale (cocaïne, nirvanine), partielle (cocaïnique lombaire).

Technique : Avec deux valves vaginales, convena-
blement disposées, bien exposer le kyste ;

Faire, au bistouri, parallèlement au grand axe de la
tumeur, une incision intéressant la muqueuse et la capsule ;

Saisir, avec une pince à griffes, une des lèvres de l'incision, la soulever et, à l'aide d'une spatule mousse, d'une
sonde cannelée ou de l'index, séparer la poche kystique
des tissus voisins : poursuivre cet isolement jusqu'à la
partie profonde du kyste ;

Isoler de même la face opposée de la tumeur ;

Extraire le kyste sans l'ouvrir ;

Réunir la plaie par une suture continue au catgut, à
étages superposés ;

Pansement : Mèche de gaze iodoformée dans le vagin.

II. — KYSTE COMME I, MAIS A PAROIS MINCES

Procédé de Pozzi : « 1° Ponction de la poche et évacuation du contenu, avec un trocart à robinet ;

2° Injecter dans la poche, par le trocart à robinet, et
avec une seringue dans laquelle on a fait passer au préalable de l'eau chaude (contre la coagulation du blanc de
baleine), du blanc de baleine fondu au bain-marie ; (cette
substance qu'on est obligé de porter à environ 50° pour
la fondre complètement, reste encore liquide jusqu'à 44
degrés ; à cette température on peut en supporter le
contact sans la moindre douleur) ;

3° Appliquer sur la région pendant quelques minutes
(5-10) d'abord de la glace pilée, puis un mélange à parties égales de glace pilée et de sel marin ;

4° Procéder comme pour I, à la dissection du kyste,
dont la poche, exactement tendue, fait corps avec le
blanc de baleine. »

III. — KYSTE ADHÉRENT A LA VESSIE, AU RECTUM

Se contenter de l'excision partielle de la paroi kystique, et de la partie correspondante de la muqueuse
vaginale ;

Tamponner à la gaze iodoformée ce qui reste de la
poche.

IV. — KYSTE TRÈS ÉLEVÉ
(*Hémorrhagie !*)

Se contenter d'inciser largement le kyste ; le curetter
et le tamponner à la gaze iodoformée.

V. — KYSTE A PROLONGEMENT DANS LE LIGAMENT LARGE

Exciser la partie inférieure de la poche kystique ;

Curetter et tamponner la partie supérieure à la gaze iodoformée.

MASSAGE GYNÉCOLOGIQUE

CONSIDÉRATIONS GÉNÉRALES : Nécessité d'agir avec grande douceur et beaucoup de prudence. — « Plutôt trop peu que trop ».

Savoir utilement combiner à l'action puissante du massage, celle non moins importante, dans maintes circonstances, de la dilatation, du curettage, des lavages intra-utérins, des cautérisations.... Associer au massage proprement dit la gymnastique gynécologique. (Brandt-Stapffer).

Ne jamais recourir au massage dans les cas aigus ou subaigus et, à fortiori, suppurés.

Opérer tous les jours ou tous les deux jours et interrompre le traitement pendant les règles. — Ne pas condamner la malade au repos absolu entre les séances (utilité d'un exercice modéré). — A mesure qu'on s'éloigne du début, espacer les séances et en augmenter la durée.

Ne recourir à l'anesthésie (chloroforme, éther, injection sous-arachnoïdienne lombaire de cocaïne) que dans des cas exceptionnels !

Ne pas demander au massage plus qu'il ne saurait donner.

PRINCIPALES MANŒUVRES : *frictions circulaires* : fixer l'utérus avec l'index gauche introduit dans le vagin ; avec la pulpe de l'index, du médius et de l'annulaire droits, déprimant la paroi abdominale, décrire de petits cercles, en évitant les points douloureux et en déplaçant la main fréquemment ; les doigts ne doivent pas glisser sur la paroi ; celle-ci doit suivre les doigts ;

Vibration : « déprimer légèrement la paroi abdominale avec la paume de la main posée à plat, et faire exécuter, par les muscles de l'avant-bras et du bras, un mouvement vibratoire rapide et égal à la main ; faire, de même, le massage vibratoire avec l'index introduit dans le vagin »;

Effleurage : déprimer légèrement les tissus (utérus, annexes, Douglas...) de la périphérie au centre, avec l'index introduit dans le vagin ou le rectum (Malning);

Pétrissage : « frotter ou plutôt pétrir la partie malade avec les doigts de la main droite enfoncés lentement et doucement par la paroi abdominale, deux doigts dans les culs-de-sac vaginaux servant de guide et d'appui ».

Zugdruck (tension avec pression) : « saisir entre l'extrémité des doigts placés dans le vagin et ceux qui agissent par la paroi abdominale les portions de tissus à traiter, et les distendre. Exercer avec les doigts intra-vaginaux (ou intra-rectaux), une tension lente, douce, progressive, sur les portions d'exsudat ainsi refoulées vers la main droite ; après quelques moments, retirer ces doigts lentement, tandis que la main droite suit le mouvement. Ne pas laisser glisser ce que l'on a saisi. »

Elévation : Voir plus loin : prolapsus utérin.

Soins préparatoires : *a) relatifs à la malade* : antisepsie des organes génitaux externes (voir antisepsie) ; assouplir les tissus (vagin, utérus, exsudats paramétritiques...), par des irrigations vaginales et rectales chaudes, pratiquées plusieurs jours avant l'intervention ;

Assurer, immédiatement avant le massage, la vacuité du rectum et de la vessie ;

Vêtement léger, lâche ; pas de corset, aucun lien constricteur à la taille ; malade à jeun, ou à peu près (opérer le matin).

b) relatifs à l'opérateur : nettoyage des mains (ongles coupés courts) comme pour toute intervention chirurgicale;

Plonger les mains, immédiatement avant le massage, dans de l'eau aseptique *tiède* (tout contact froid impressionne désagréablement la femme et détermine des contractures réflexes très gênantes pour le chirurgien), et enduire de vaseline aseptique les doigts qui vont être introduits dans le vagin.

POSITION DE LA MALADE ET DU CHIRURGIEN (fig. 33).

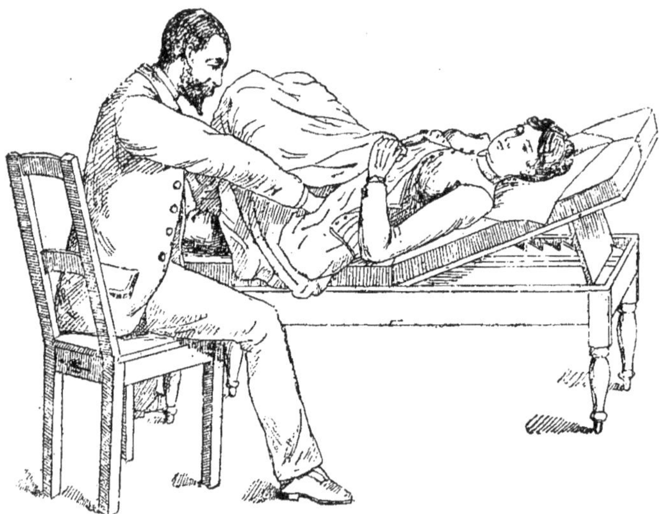

Fig. 33. — Massage d'après la méthode de Thüre Brandt : position de la malade et de l'opérateur.

I. MASSAGE ANALGÉSIQUE PRÉPARATOIRE

Technique : 1° introduire dans le vagin, jusque dans un cul de sac (1), un doigt (l'index) de la façon suivante : mettre tous les doigts dans l'extension, l'index écarté autant que possible du pouce et du médius ;

(1) Chez les vierges, on introduit l'index dans le rectum (massage abdomino-rectal) ; ce mode de massage est préféré, par certains, au massage abdomino-vaginal et systématiquement employé par eux chez toutes les femmes.

Introduire l'index seul dans le vagin (le pouce se trouve ainsi à un centimètre du vestibule, le médius loge son bord radial dans le sillon interfessier, les deux derniers doigts embrassant la convexité de la fesse gauche) ;

Laisser à demeure l'index dans le cul de sac choisi (variable suivant le siège de la région à masser) et bien savoir que ce doigt ne doit jouer qu'un rôle passif (fournir un point d'appui aux tissus sur lesquels s'exerce l'action de la main abdominale).

2° Avec la main extérieure, faire alternativement du *pétrissage* de la paroi abdominale (entre le pouce et les autres doigts, en ne saisissant que la peau et les couches superficielles) et des *frictions circulaires* avec les pulpes digitales combinées : « la peau et les tissus superficiels doivent rouler sous les doigts ; le coude doit suivre ces mouvements que lui imprime la main et tremblotter continuellement. Pendant ce massage superficiel et qui doit devenir à tout moment de plus en plus profond, on saisira le moment de l'expiration pour enfoncer les doigts à travers les tissus tout en résistant pendant l'inspiration pour ne pas perdre le terrain qu'a fait gagner le 1ᵉʳ temps de la respiration. »

Ne pas quitter de vue, pendant ces manipulations, le visage de la malade, afin de modifier, s'il y a lieu (douleurs !) le siège et l'intensité des pressions : « La patiente éprouve-t-elle de la douleur, il faut déplacer les pressions, les rendre plus légères, ou même s'arrêter pour reprendre avec les mêmes précautions peu de temps après, tout en se gardant bien d'ôter brusquement sa main, ce qui serait du temps perdu pour l'intervention, et surtout une recrudescence de douleur pour la malade. »

Durée du massage analgésique : *a*) *Nombre des séances* : rien de fixe ; très variable suivant les malades ;

b) *Durée de chaque séance* : ne pas les prolonger au delà de 10 minutes (se baser sur le degré de sensibilité de la femme).

II. MASSAGE CURATIF

A. Utérus (scléro-congestif, en subinvolution, métrite chronique...) en position normale ; il n'y a pas d'adhérences (*utérus, annexes*) :

Technique : Faire pénétrer l'index gauche jusque dans le cul de sac antérieur du vagin, le plus profondément possible ;

Refouler avec ce doigt l'isthme utérin en haut et en arrière et le maintenir fixe dans cette position ;

Avec la pulpe de l'index, du médius et de l'annulaire de la main droite, exercer, sur la paroi abdominale, des frictions circulaires (sans jamais éveiller de douleurs) de plus en plus profondes, jusqu'à percevoir nettement l'utérus ;

Frictions circulaires sur le fond, les faces et l'isthme de l'utérus.

Gymnastique décongestionnante (Stapffer) :

a) *Action réunie des abducteurs fémoraux et des muscles du dos* : « Malade en position du massage se soulève en prenant un point d'appui sur les épaules et les coudes. Le médecin rapproche jusqu'au contact les genoux de la malade qui résiste à son effort ; puis celle-ci écarte les cuisses ; le médecin résiste à son tour. Répéter 8 à 10 fois le va-et-vient avec intervalle de repos, s'il y a lieu. »

b) *Action des muscles du dos seuls* : « La malade assise sur le bord d'un tabouret étend les bras en haut et en avant, puis les ramène, en les fléchissant, en arrière du corps, pendant que le médecin résiste à ce mouvement ; puis elle revient à la première position. Répéter la manœuvre cinq ou six fois.

B. Utérus dévié ; adhérences péri-utérines et annexielles (périmétrite) :

TECHNIQUE (Goldspiegel d'après Brandt) ; 1° **Extension des adhérences** :

a) Utérus fixé par des adhérences du fond (en avant, en arrière, à gauche ou à droite).

Position de la malade : debout ;

Position du chirurgien : assis en face d'elle.

Technique : Introduire le pouce gauche dans le vagin (le coude étant appuyé sur le genou) ;

Soulever le pied et le genou de manière à ce que le pouce produise aussitôt une pression sur la partie cervicale de l'utérus, immédiatement à côté de son orifice interne ;

Répéter trois ou quatre fois ce mouvement dans la direction de bas en haut et d'avant en arrière ;

La malade étant toujours debout : introduire l'index gauche dans le rectum, aussi haut que possible, de manière à dépasser les ligaments larges, le fond de l'utérus, et le point où sont fixées les adhérences ;

Exercer alors avec l'index une légère pression d'arrière en avant, autant que l'élasticité le permet ;

Recommencer chaque jour et avec grande prudence les manipulations précédentes, jusqu'à mobilisation suffisante de l'utérus ;

Mettre alors la malade en position d'examen bimanuel (fig. 33), exercer avec l'index gauche introduit dans le vagin une pression sur le col de bas en haut et d'avant en arrière, et pousser, de la main droite, le fond de l'utérus légèrement à gauche ou à droite.

b) Utérus fixé par des adhérences siégeant au niveau de l'isthme et de la partie cervicale :

Technique : comme pour *a*) : exercer avec l'index introduit dans le vagin des pressions sur le col dans le sens opposé à la fixation de l'utérus (femme debout ou en position d'examen bimanuel) (fig. 33) ;

Terminer chaque séance d'extension des adhérences (*a* et *b*) par un massage (abdomino-vaginal) des mêmes parties (voir pétrissage, tension) (Zugdruck, Malning).

2° Reposition des organes suffisamment mobilisés par (1°) :

Reposition de la rétro-déviation utérine :

a) Reposition recto-vaginale (utérus gros et lourd) :

Technique : La malade étant debout ou couchée sur le ventre, introduire l'index gauche aussi haut que possible dans le rectum et presser le fond ou le corps de l'utérus d'arrière en avant et de haut en bas;

Exercer ensuite avec le pouce gauche introduit dans le vagin une pression sur le col utérin de bas en haut et d'avant en arrière.

Répéter ces manœuvres à 2 ou 3 reprises.

b) Reposition ventro-vaginale : *Technique* : malade couchée sur le dos, jambes fléchies, cuisses repliées sur le bassin ;

1er *Temps* : introduire l'index gauche dans le vagin, derrière la face postérieure et à l'extrémité du fond de l'utérus qu'on soulève, à diverses reprises, un peu en haut et en avant;

2e *Temps* : exercer avec les doigts de la main droite une pression à travers la paroi abdominale, au-dessus de la symphyse du pubis, sur la partie cervicale de l'utérus, tout près de l'orifice interne;

3e *Temps* : faire suivre immédiatement le 2e temps, d'une forte pression exercée avec l'index gauche vaginal, sur le col utérin, dans la direction de bas en haut et d'avant en arrière ;

Répéter alternativement, plusieurs fois, le 1er et le 2e temps;

4e *Temps* : bien fixer l'utérus avec l'index gauche, et, avec la face palmaire du bout des doigts de la main droite appliquée derrière le fond de l'utérus, soulever ce dernier en avant vers la symphyse pubienne.

c) Reposition ventro-vagino-rectale (utérus très haut; col difficilement accessible) :

Technique : position de la malade comme pour *b*) ;
Introduire l'index gauche dans le rectum ;

Exercer et répéter plusieurs fois la pression sur le corps de l'utérus d'arrière en avant et de haut en bas.

Si le corps de l'utérus est éloigné du sacrum : introduire le pouce dans le vagin et exercer, avec ce doigt, sur le col utérin, une pression d'avant en arrière et de bas en haut (ne pas trop soulever l'utérus, afin que la main droite, abdominale, puisse en atteindre facilement le fond) ;

Maintenir solidement fixé en arrière le col de l'utérus ;

Bien sentir avec la main droite (abdominale) le fond de l'utérus se soulever (par la pression de bas en haut exercée par le pouce vaginal), et introduire derrière l'utérus les doigts de cette main ; repousser l'organe en avant, vers le pubis, et masser la face postérieure de l'utérus.

Reposition des ovaires : « la pratiquer avec la main droite placée derrière l'ovaire, en l'attirant vers sa position normale, très doucement et seulement autant que le permet l'élasticité. »

Gymnastique décongestionnante : prière mahométane après mobilisation.

C. — **Exsudats paramétritiques** : faire du *pétrissage* de la périphérie vers le centre pour les exsudats conglomérés formant tumeur ; pour ceux qui sont aplatis, pour les brides plus ou moins longues, plus ou moins dures, la *tension* (voir ce mot) est également utile ;

Si les lésions sont relativement récentes : se borner à des frictions douces et graduées qui ne brusquent rien, ne rompent rien, et n'exposent pas aux poussées aiguës ;

Si les lésions dures sont anciennes : agir avec vigueur : nécessité parfois de masser à bras tendu, de presser aussi fort que possible (Norstrom).

Gymnastique décongestionnante (voir A...)

D. — **Prolapsus utérin** : joindre au massage par

friction circulaire (voir ce mot) de l'utérus prolabé, l'ÉLÉVATION DE L'UTÉRUS, (Stapfer d'après Brandt) :

Conditions nécessaires : vessie vide ; femme à jeun, utérus mobile (corps et col) et pas trop petit.

Position de la femme : en décubitus dorsal, tronc et tête légèrement relevés ; flexion des cuisses complète ; jambes fléchies, talons rapprochés et lâchement appliqués contre le siège. Les pieds ne posent pas ou tout au moins n'appuient pas sur le canapé ;

Position du médecin : assis à gauche de la femme. Son index gauche, dans le vagin, appuie sur la face antérieure du col, le plus près possible de l'isthme, fortement, et tend à faire basculer le col vers le sacrum. Sa main droite déprime les parois abdominales, refoule en bas la peau pour éviter les tiraillements et s'applique en pronation sur la face antérieure de l'utérus (dont elle indique la position à l'aide), de façon que seule la pulpe des doigts appuie, et exclusivement, sur l'isthme.

Position de l'aide : à genoux sur le canapé, vis-à-vis et entre les membres inférieurs fléchis de la femme, de façon que les genoux de celle-ci touchent les hanches de l'aide qui les pousse en forte flexion ; il se met en équilibre tel qu'il puisse, à un moment donné, incliner le tronc entier vers la malade et le placer au besoin horizontalement sans tomber en avant.

Technique : 1er *Temps* : *pénétration des mains dans la cavité pelvienne et saisie de l'utérus.*

« Les avant-bras et les bras en forte extension, les mains en supination et extension complètes, un peu écartées, ou en contact par leurs petits doigts, suivant les cas, l'aide applique la paume de ses mains sur la face dorsale de la main du médecin ; il se penche en avant, très en avant, son visage touche presque celui de la malade, et, ce faisant, la pulpe de ses doigts descend derrière le pubis, dans le fossé préparé par la main du médecin, et le creuse davantage, non par effort brusque, mais par effort continu et contenu, la pesanteur bien dirigée et mesurée du tronc incliné agissant seule (*pression péritonéale antérieure*);

Alors le médecin retire sa main droite désormais inutile. De l'index gauche qui n'a pas quitté le cul-de-sac antérieur et le col, il perçoit à travers les tissus le bout des doigts de l'aide, qui se recourbent légèrement et appuient sur l'utérus le plus bas possible. À ce moment le corps utérin est fortement incliné dans les mains de l'aide qui sent l'isthme reculer. Le médecin qui, lui aussi, sent fuir le col, dit à l'aide : « allez », à la malade : « ne respirez plus », et le second temps commence :

2e *Temps* : relevant le tronc et les bras tout d'une pièce par la seule action des muscles dorso-lombaires, et retirant le siège en arrière, l'aide, qui tient l'utérus en avant et des deux côtés à la fois, *dans ses mains animées d'une vibration légère*, fait remonter le col en arrière, le long de la concavité sacrée ; en même temps, le corps, dont la bascule antérieure se maintient, s'élève graduellement et d'autant plus haut que les ligaments sont plus lâches. À l'instant précis où la résistance est perçue, l'aide s'arrête et le 3e temps commence sur l'ordre du médecin.

3e *Temps* : *abandon de l'utérus* : il consiste à laisser aller l'organe, *tantôt* lentement, *tantôt* rapidement, suivant l'effet à produire (excitation à la contraction ou suppression de la contracture), mais toujours *sans brusquerie*.

Répéter cette manœuvre trois ou quatre fois par séance ; elle doit toujours être indolore. »

Terminer la séance (massage, élévation) par la **gymnastique des adducteurs et des abducteurs fémoraux** :

Technique : *attitude de la malade* : étendue, tête et épaules soutenues par des oreillers, bassin fortement relevé, jambes fléchies, pieds joints.

Attitude du médecin : debout aux pieds de la malade ; il applique la paume de ses mains sur la face externe des genoux de la femme.

Mouvement : 1er *Temps* : la malade écarte les genoux ; le médecin résiste ;

2e *Temps* : le médecin rapproche les genoux de la malade qui résiste. « *Pas de secousse, pas de raideur, pas d'effort général.* »

S'attacher surtout à la gymnastique des adducteurs (s'opposer aux mouvements d'adduction des cuisses), pour fortifier la musculature pelvienne.

Répéter ces mouvements 8 à 10 fois, à la fin de chaque séance.

MÉTRITE BLENNORRHAGIQUE AIGUE

Éléments étiologiques : infection par gonocoques de virulence considérable (période aiguë ou subaiguë de la blennorrhagie masculine), précédée le plus souvent par vaginite aiguë gonococcique (voir ce mot); envahissement successif et rapide du col (1er stade) et du corps (2e stade) de l'utérus (propagation par voie muqueuse) ; c'est une *métrite totale* (col et corps) ; fréquence de la lymphangite pelvienne (muqueuse du corps, parenchyme, tissu cellulaire, annexes, péritoine). — La localisation uniquement cervicale (cervicite aiguë blennorrhagique) est exceptionnelle.

Signes cliniques : pesanteur abdominale : tension, chaleur pelviennes ; écoulement abondant (vaginite, endométrite) jaune-verdâtre, franchement purulent, tachant le linge, riche en gonocoques (recherche bactériologique); fréquence de l'uréthrite concomitante (douleur, ténesme...) ; métrorrhagie (envahissement du corps); coexistence fréquente de symptômes aigus du côté des annexes (salpingo-ovarite ; pelvi-péritonite...) ; c'est très souvent une vagino-métro-annexite ; état fébrile d'intensité variable « aspect vernissé, boursouflé, érection inflammatoire du col. » Terminaisons : a) guérison (rare) après état subaigu caractérisé par la persistance du seul symptôme : *leucorrhée* (de plus en plus blanchâtre) ; b) passage à l'état chronique (la règle).

Repos au lit, dans le décubitus dorsal ; glace sur le ventre.

A. — **Traiter la vaginite** : voir vulvo-vaginites aiguës.

B. — **Traiter l'uréthrite** : lavages au permanganate, instillations de nitrate d'argent à 1/50, etc...

C. — **Traiter la métrite** : *Injections intra-utérines*

(permanganate de potasse à 2/1000) : en faire une immédiatement après chaque injection vaginale :

Technique des injections intra-utérines : mettre le spéculum, ou mieux introduire dans le vagin deux valves (antérieure et postérieure) bien vaselinées, maintenues par un aide ; (faire, s'il est nécessaire l'anesthésie locale préalable du vagin, en laissant, pendant cinq minutes, en contact avec les parois vaginales, un tampon d'ouate imbibée d'une solution de cocaïne à 1/30 ou de nirvanine à 5 0/0) ;

Saisir avec une pince de Museux la lèvre antérieure du col ; dilater progressivement le col avec le dilatateur irrigateur de Reverdin ;

Introduire ce dilatateur au fur et à mesure de la dilatation, dans la cavité utérine ;

Ajuster à sa tubulure latérale l'extrémité du tube du bock-laveur, et faire passer dans l'utérus, sous faible pression (bock à 50 centimètres au-dessus du vagin), plusieurs litres de la solution de permanganate, à 40° environ.

Introduire, à l'aide de l'hystéromètre, dans la cavité utérine, une mèche de gaze iodoformée (antisepsie, drainage, maintien de la dilatation).

Pansement vaginal à la gaze iodoformée.

Lorsque l'écoulement ne contient plus de gonocoques, remplacer pour les injections vaginales et intra-utérines, le permanganate de potasse par le sublimé à 1/2000 ;

Faire alterner les injections intra-utérines de sublimé, avec des *cautérisations intra-utérines* au nitrate d'argent à 1/50 ou au chlorure de zinc à 1/20.

Technique des cautérisations : enrouler autour des mors de la pince à pansement un tampon de ouate hydrophile ;

Plonger l'extrémité de la pince dans la solution de nitrate d'argent ou de chlorure de zinc ;

Fixer l'utérus en saisissant avec une pince de Museux tenue de la main gauche la lèvre antérieure du col ;

Introduire jusqu'au fond de la cavité utérine (préalablement dilatée, s'il y a lieu) le tampon imbibé du liquide caustique ; le retirer immédiatement.

Faire une injection vaginale au sublimé à 1 p. 2000, (pour empêcher la cautérisation du vagin).

Pansement : mèche de gaze iodoformée dans l'utérus ; tamponnement du vagin à la gaze iodoformée.

MÉTRITES BLENNORRHAGIQUES CHRONIQUES

Éléments étiologiques : *a) succédant à la forme aiguë* (voir métrite blennorrhagique aiguë) : forme catarrhale superficielle ; *b) chronique d'emblée :* endométrite glandulaire cervicale chronique : gonocoques de virulence atténuée (goutte militaire) ; localisation cervico-utérine primitive (ni vaginite, ni uréthrite...) ; s'observe chez femmes relativement jeunes, nullipares (voyage de noces ?) primipares ou multipares sans déchirure du col. — La métrite blennorrhagique chronique est une métrite du col (Richelot).

Signes cliniques : *a) Succédant à métrite aiguë :* forme catarrhale superficielle : après disparition des manifestations aiguës (vaginite, uréthrite...) : leucorrhée persistante, d'abondance variable ; peu ou pas de pesanteur pelvienne ; pas de douleur vraie (sauf annexites !) ; menstruation normale, ou irrégulière et douloureuse (dysménorrhée) ;

Examen local : 1°) toucher vaginal : col peu ou pas augmenté de volume ; sensation velvétique de sa surface (exfoliation épidermique superficielle due au contact irritant des sécrétions) ; culs de sac libres ou non, douloureux ou non (annexites !) ; mobilisation de l'utérus indolore ou douloureuse (annexites !) 2°) spéculum : col rouge, congestionné, plus ou moins tuméfié, érodé (substitution de l'épithélium cylindrique à l'épithélium pavimenteux) ; orifice externe punctiforme (nullipare) ou peu fendu : d'où absence d'ectropion ou, en tous cas, ectropion peu développé (à moins de déchirure large par accouchement antérieur) : muqueuse *intra-cervicale* rouge, tuméfiée, tapissée d'un liquide visqueux, très adhérent : 3°) examen bimanuel : (toucher vaginal combiné à la palpation hypogastrique) : corps de l'utérus le plus souvent petit et mobile sans douleur (annexite guérie si elle a existé) ou bien augmenté de volume, congestionné, douloureux, hémorrhagique (par congestion chronique d'origine cervicale, ou sclérose congestive, en quelque sorte physiologique, des arthritiques nerveuses (Richelot).

Phénomènes généraux : (neurasthénie, migraines, etc.....) (par réflexes à point de départ utérin, par neuro-arthritisme).

Cette forme *a)* peut aboutir à *b)*.

b) Chronique d'emblée (endométrite glandulaire cervicale chronique, de Bouilly) : écoulement blanchâtre, (albumine cuite), souvent verdâtre (muco-pus), très tenace, visqueux, très adhérent aux parois de la cavité cervicale et sur l'orifice utérin « où il fait bouchon ; il se laisse étirer, allonger, sans pouvoir être détaché en totalité » ; empèse le linge ; leucorrhée apparue insensiblement, sans douleur, après excès génitaux (voyage de noces, congestion utérine, goutte militaire) ; état général habituellement excellent ; train de vie normal ; « les femmes ne viennent consulter que pour deux raisons ; ou parce qu'elles se plaignent d'être constamment mouillées, ou parce qu'elles sont stériles. » *Toucher vaginal* : col non hypertrophié, plutôt petit que gros, souvent conique ; orifice externe généralement étroit, sténosé, oblitéré par bouchon gélatineux ; parfois crises de douleurs expulsives par rétention de mucus dans le col, suivies de débâcles blennorrhéiques et de soulagement immédiat ; culs de sac vaginaux libres et nullement douloureux ; menstruation normale. — Évolution essentiellement chronique.

A) **Forme catharrale superficielle :**

TRAITEMENT GÉNÉRAL : eaux chlorurées-sodiques, décongestionnantes, toniques (lymphatisme) ; eaux ferrugineuses, arsenicales, bains salés, air de mer, hydrothérapie (anémie) ; eaux alcalines (dyspepsie). Frictions sèches sur tout le corps.

Pas de constipation (eaux purgatives à dose laxative, huile de ricin, lavements glycérinés).

Pas de coït.

TRAITEMENT LOCAL : *a) Cas récents* : injections vaginales antiseptiques, abondantes (6 litres environ) (sublimé à 1/3000, eau boriquée 4 0/0, solution d'alun : 1/2 cuillerée à bouche d'alun par litre...) tièdes, chaudes ou très chaudes (50°), suivant l'importance de l'élément congestif.

Faire une injection vaginale matin et soir ; « recommander à la malade de rester couchée après l'injection du matin, et de ne plus se lever après l'injection du soir » (une certaine quantité du liquide injecté reste au fond du vagin et fait bain local pour le col) ;

Au bout de quelques jours : se contenter d'une injection vaginale, le matin, et placer, immédiatement après l'injection, sur le museau de tanche, un tampon de ouate hydrophile imprégné de glycérine à l'ichthyol (20 p. 100), à l'iodoforme (rendu inodore par l'essence de menthe), à la résorcine (20 p. 100), etc...

Quand les sécrétions deviennent moins abondantes : tampons secs saupoudrés d'iodoforme, de tanin, d'alun, d'acide borique.

En cas d'échec, ou *b) cas plus anciens ;* joindre à *a)* des cautérisations intra-utérines ; (après dilatation : bougies d'Hégar, dilatateur de Sims, de Reverdin) : attouchement de la cavité cervicale avec un tampon de ouate enroulé au bout d'une sonde et imbibé de liqueur de Battey (glycérine 200 grammes, iode 20 grammes, acide phénique 100 grammes), ou de teinture d'iode (protéger le vagin, pendant l'introduction du tampon, avec une mèche de gaze placée en arrière (au-dessous du col), ou de glycérine créosotée à 1/10 ; répéter la cautérisation tous les 8 jours ;

Faire suivre la cautérisation d'une irrigation intra-utérine : sonde à double courant ; solution phéniquée à 1/100 ou sublimée à 1/5000, chaude : faire passer un demi-litre, sous faible pression (bock-laveur à 40 centimètres au-dessus du niveau du vagin) ;

Introduire dans l'utérus une mèche de gaze iodoformée (drainage antiseptique) ;

En cas d'échec : curettage du col, après dilatation.

B) Endométrite glandulaire cervicale chronique : OPÉRATION DE BOUILLY (agrandir l'orifice utérin et supprimer la muqueuse cervicale infectée) :

Après curettage de la cavité utérine (préalablement dilatée pendant 48 heures à l'aide de tiges de laminaire aseptique) :

Technique : Saisir avec une pince de Museux chacune des lèvres antérieure et postérieure du col ;

Tendre et attirer les parties ;

Avec un bistouri étroit et pointu, enlever d'abord sur la lèvre inférieure, un petit lambeau rectangulaire, comprenant les trois quarts environ de la demi-circonférence inférieure de la muqueuse : « porter le bistouri à 1 centimètre 1/2 environ de profondeur jusqu'au voisinage de l'orifice interne, au niveau de la jonction de la paroi inférieure et de la paroi latérale, et détacher ainsi à la face interne du col un petit lambeau rectangulaire, étendu d'une commissure à l'autre, et limité en bas par l'orifice externe, en haut par l'orifice interne ; achever à ce niveau la section par un coup de ciseaux pendant que le lambeau est maintenu et attiré par une pince à griffes. »

Répéter, à la face interne de la lèvre supérieure, une manœuvre analogue ; il en résulte l'ablation de deux demi-gouttières se regardant par leur concavité ;

« L'orifice utérin se trouve agrandi. Le col est largement cruenté dans ses trois quarts inférieurs ; seules les *parties latérales*, au niveau des commissures, sont respectées, de manière à ce que la muqueuse, à ce niveau, conserve ses caractères et ses propriétés et ne permette pas la réunion angulaire des parties avivées... Donner aux lambeaux muqueux une épaisseur variable avec l'épaisseur même du col (généralement petit), c'est-à-dire de deux à quatre millimètres. »

Curetter, à la curette tranchante, les parties avivées du col (pour dilacérer et ouvrir les culs-de-sac glandulaires qui peuvent rester) ;

Faire une injection vaginale antiseptique ;

Pansement ; attouchement de la cavité du corps et du col avec un tampon de coton hydrophile largement imbibé de glycérine créosotée au tiers ;

Appliquer dans la cavité du col une mèche de gaze iodoformée imbibée de la même solution ;

Bourrer le vagin avec de la gaze iodoformée.

Soins post opératoires : Laisser ce premier pansement 48 heures ;

Le refaire alors tel quel pour 3 ou 4 jours ;

Refaire alors un second pansement absolument semblable ;

Faire les pansements ultérieurs (simples tamponnements vaginaux) de quatre en quatre jours, jusqu'au 12e ou 15e jour (exeat !)

En cas d'hémorrhagie (accident rare se produisant pendant ou quelques heures après l'opération) :

Employer : douche chaude de 48° à 50° ; — Tamponnement vaginal serré ; — Tamponnement iodoformé intra-cervical.

MÉTRITE HÉMORRAGIQUE

Dénomination tout à fait vicieuse, sous laquelle on a confondu des états pathologiques très variés, développés, pour la plupart, en dehors de toute infection, et dont le seul symptôme, HÉMOR-RAGIE, qui leur est commun, ne saurait suffire à légitimer la réunion dans un même groupe.

Eléments étiologiques : I. *Rétention placentaire aseptique* : post abortum (avortement au 3e ou au 4e mois, le plus souvent) ; II. *Rétention placentaire septique* : comme pour I, mais infection secondaire, plus ou moins tardive, de la muqueuse utérine (endométrite vraie, post abortum) ; III. *Dégénérescence polypeuse de la muqueuse utérine avec gros utérus congestif, aseptique* ou *septique* (endométrite polypeuse, végétante, fongueuse) ; IV. *Congestion utérine primitive* (Richelot, Siredey) des arthritiques nerveuses (jeunes filles, jeunes femmes avant et après la ménopause) ; V. *Comme pour IV*, mais *infection secondaire* surajoutée à l'état congestif habituel (infections puerpérale, gonococcique). VI *Métrorrhagies d'origine ovarienne de Bouilly* (dues, pour Richelot, comme IV, a la sclérose dystrophique de l'appareil utéro-ovarien des arthritiques nerveuses ; pour Bouilly, à « une infection utérine plus ou moins ancienne propagée à l'ovaire par voie lympha-tique, ou à une intoxication générale du fait de quelque maladie antérieure »).

Signes cliniques : I. *Rétention placentaire aseptique* : métrorrhagies de durée et d'abondance variables, pouvant parfois compromettre la vie, survenant quelques jours après un avortement (au 3e ou 4e mois), après l'expulsion de l'embryon et du placenta ; ni fièvre, ni leucorrhée, ni odeur : *utérus* gros (hystérométrie, examen bimanuel), *col* entr'ou-vert, déchiqueté... (toucher vaginal, spéculum) ; II. *Rétention placen-taire infectée* (voir métrite puerpérale) ; III. *Dégénérescence polypeuse de la muqueuse utérine* avec gros utérus congestif *aseptique* (voir pseu-do-métrites) *septique* (endométrite polypeuse) : métrorrhagies générale-ment intermittentes, de durée et d'importance variables. IV. *Conges-tion utérine des athritiques nerveuses* (voir pseudo-métrites); V. *Métrite*

des arthritiques nerveuses : symptômes de métrites blennorragiques
ou puerpérales (voir ces mots), avec en plus : hémorrhagies abondantes,
vives douleurs, corps utérin volumineux et symptômes généraux ac-
centués (migraine, dyspepsie, neurasthénie) ; VI. *Métrorragies d'origine ovarienne* : pertes sanguines abondantes commençant avec les
premières menstruations « et ne cessant pour ainsi dire plus jamais »,
s'accompagnant ou non de douleurs (péri-ovarite de Bouilly, névralgie
de Richelot), (ménorrhagies, métrorrhagies) ; ovaires gros, non douloureux (ovarite scléro-kystique) accessibles sur les côtés ou en arrière
de l'utérus ; absence de lésions tubaires, utérus volumineux sans bos-
selures ni irrégularités.

I. RÉTENTION PLACENTAIRE ASEPTIQUE

Curage digital :

a) Position de la femme : mettre la femme en position
obstétricale sur le bord du lit, cuisses fléchies, en abduction, maintenues par deux aides.

b) Soins antiseptiques : antisepsie parfaite des mains
de l'opérateur ; nettoyage antiseptique de la région vulvaire (brossage, savonnage, lavage au sublimé à 1/3000) ;
injection vaginale (sublimé à 1/4000) et rinçage digital
de la cavité vaginale.

c) Vider la vessie.

d) Injection intra-utérine, prolongée : les parois vaginales écartées par deux valves (antérieure et postérieure)
tenues par un aide, saisir avec une pince de Museux la
lèvre antérieure du col ; dilater progressivement le col
(s'il y a lieu) avec le dilatateur de Reverdin ; introduire
ce dilatateur, au fur et à mesure de la dilatation, dans la
cavité utérine ; ajuster à sa tubulure latérale l'extrémité du tube du bock-laveur et faire passer dans l'utérus,
sous faible pression (bock à 50 centimètres au-dessus du
vagin), plusieurs litres d'une solution tiède de lysol à
2 p. 100.

e) Dilater le col suffisamment (s'il y a lieu) pour l'introduction de deux doigts dans la cavité utérine : « pla-

cer dans la cavité utérine un ballon Champetier de Ribes, petit modèle, et le gonfler complètement d'abord, quitte à le dégonfler un peu, s'il ne se produit pas de contractions utérines expulsives. Lorsque ce ballon sera expulsé, l'orifice présentera, suivant le volume du ballon, une dilatation grande comme une pièce de 2 francs, ou mieux de 5 francs. »

f) Anesthésier la malade (chloroforme, éther, analgésie cocaïnique lombaire).

Technique (Pinard et Wallich) : Après examen digital intra-utérin, d'une main, appliquée sur l'hypogastre, abaisser et maintenir l'utérus ;

Introduire l'autre main *en entier* dans le vagin.

Avec l'index et le médius de cette main, aller à la recherche du col, et faire pénétrer ces doigts dans la cavité cervicale, doucement, sans violence ;

Reconnaître, avec ces deux doigts intra-utérins, et décoller les débris placentaires ;

Entraîner au dehors ces débris, suffisamment décollés :

Faire, avec les deux mêmes doigts, réintroduits dans la cavité utérine, une seconde exploration « de révision » ;

(Si la main qui décolle les débris placentaires éprouve des difficultés pour tourner les cotylédons adhérents, il faut se laver les mains et opérer le décollement avec l'autre main) ;

Pansement : après injection intra-utérine, introduire dans la cavité utérine une mèche de gaze iodoformée.

En cas d'insuffisance du curage digital (continuation des hémorrhagies), faire à plus ou moins brève échéance, *le curettage instrumental* (comme pour III).

II. — RÉTENTION PLACENTAIRE SEPTIQUE :

Curage digital comme pour I, suivi, s'il y a lieu, le soir ou le lendemain, d'un curettage instrumental comme pour III.

III. — DÉGÉNÉRESCENCE POLYPEUSE DE LA MUQUEUSE UTÉRINE avec gros utérus congestif aseptique (polypes muqueux ; végétations néoplasiques bénignes) ; ou infecté (endométrite polypeuse).

CURETTAGE. *Soins préopératoires* : Pendant les quatre premiers jours qui précèdent le curettage, injections vaginales antiseptiques tièdes (sublimé à 1/2000) ; pansements vaginaux à la gaze iodoformée ;

La veille de l'opération : purger et baigner la malade ; raser la vulve ; le matin même, de bonne heure, lavement boriqué.

Immédiatement avant l'intervention : antisepsie de la vulve, du vagin (savonnage, brossage, lavage au sublimé à 1/2000), et de la face interne des cuisses ; entourer de compresses aseptiques le champ opératoire (malade en position de la taille) ;

Anesthésie générale, cocaïnique lombaire (non indispensable) ;

Introduire dans le vagin et faire tenir par un aide deux écarteurs vaginaux (antérieur et postérieur) ;

Saisir avec une pince de Museux la lèvre antérieure du col et abaisser l'utérus aussi près que possible de la vulve (sans jamais exercer de traction violente) ; si l'utérus ne descend pas, ne pas insister, et se contenter de le fixer avec la pince.

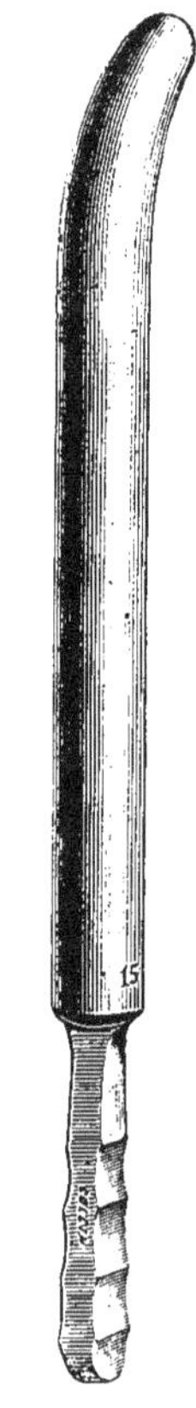

Fig. 34.— Bougie d'Hégar.

1° *Dilatation utérine* ; immédiate progressive ; Bougies

d'Hégar (jusqu'au n° 12 ou 15) aseptiques et bien vaselinées (vaseline aseptique) (fig. 34) :

Procéder méthodiquement et avec douceur ; ne jamais
forcer ; diriger la bougie dans la direction de la cavité
utérine (préalablement reconnue par l'hystérométrie et le
toucher vaginal combiné au palper hypogastrique) ; employer d'abord une bougie pénétrant sans difficulté, et
introduire successivement les bougies suivantes de la
filière, de diamètre progressivement croissant (accroissement d'un millimètre par bougie) ; si une bougie a pénétré avec quelque difficulté, la laisser en place deux à trois
minutes, et faire, avec elle, de petits massages du col
(mouvements de va et vient) avant d'introduire la suivante.

Ne recourir à la dilatation lente, par la laminaire,
qu'en cas de col sténosé et particulièrement rebelle à la
dilatation.

2° *Opération* : Introduire une curette mousse (fig. 35)
non perforée, jusqu'au fond de la cavité utérine (dont la

Fig. 35. — Curette mousse.

direction a été préalablement reconnue par l'hystéromètre et l'examen bimanuel) ;

Ne faire mordre la curette que de haut en bas, et dans
une direction oblique par rapport aux parois utérines ;
faire « crier » le tissu utérin ;

Gratter d'abord la face antérieure, puis la face postérieure, puis les bords, enfin le fond et les angles ;

Gratter le col en dernier lieu, en appuyant plus fort
(muqueuse plus adhérente) ;

Retirer de temps en temps la curette, et la nettoyer en la trempant dans une solution phéniquée à 4 p. 100.

L'utérus une fois gratté dans toutes ses parties : faire immédiatement un second curettage « de révision » ;

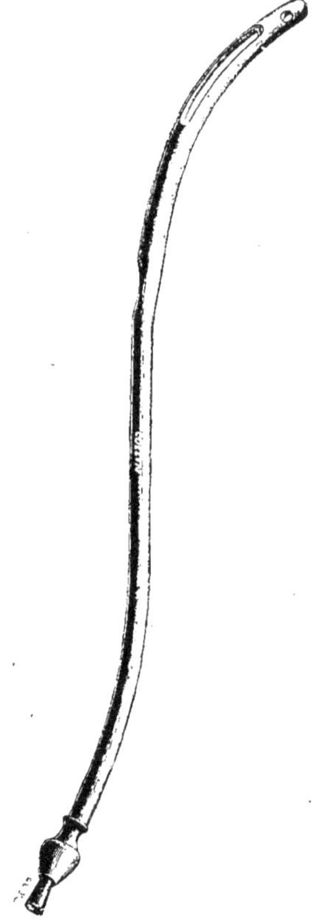

Fig. 36. — Sonde à double courant du docteur Janet pour lavages utérins.

3° *Irrigation intra-utérine* : sonde à double courant (fig. 36); solution phéniquée à 1 p. 100 ou de sublimé à 1 p. 5000, chaudes; faire passer un demi-litre sous faible pression (bock-laveur à 40 centimètres au-dessus du niveau du vagin);

4° *Attouchement de la cavité utérine* avec un tampon de ouate enroulé autour des mors de la pince à pansement et imbibé de la liqueur de Battey (glycérine 200 gr., iode 20 grammes, acide phénique 100 grammes) ou de teinture d'iode (protéger le vagin, pendant l'introduction du tampon, avec une mèche de gaze placée en arrière et au-dessous du col);

5° Faire une *deuxième irrigation intra-utérine* ;

6° Introduire dans l'utérus une mèche de gaze iodoformée ;

7° Placer, au fond du vagin, une mèche de gaze iodoformée ;

8° Appliquer sur la vulve un chiffonné de gaze aseptique, ouate, bandage en T.

Faire, après quarante-huit heures, *un premier panse-ment* (*précautions antiseptiques rigoureuses*) :

Technique : 1° enlever le tampon vaginal ;

2° Faire une injection vaginale au sublimé à 1/5000 ;

3° Retirer doucement la mèche de gaze intra-utérine et en remettre une autre semblable ;

4° Placer au fond du vagin un tampon de gaze iodoformée ;

5° Pansement vulvaire aseptique.

Faire, quarante-huit heures plus tard, *un second pansement* : absolument dans les mêmes conditions que ci-dessus.

Supprimer, *au dixième jour*, le pansement intra-utérin. Se contenter du pansement vaginal que l'on renouvelle chaque jour, en donnant, avant de replacer le tampon de gaze dans le vagin, une injection de sublimé à 1 p. 5000.

Vers le vingtième jour, laisser la malade se lever, et ordonner une injection vaginale antiseptique, matin et soir, pendant quinze jours.

IV. — CONGESTION UTÉRINE PRIMITIVE
DES ARTHRITIQUES NERVEUSES : voir pseudo-métrites

V. — MÉTRITE DES ARTHRITIQUES NERVEUSES

1° Traiter la métrite, blennorrhagique ou puerpérale, (voir ces mots) ;

2° Traiter le neuro-arthritisme (voir pseudo-métrites).

VI. — MÉTRORRHAGIES D'ORIGINE OVARIENNE

Ovariectomie, résection partielle de l'ovaire, ignipuncture, hystérectomie vaginale (suivant les cas) ;

Traiter le neuro-arthritisme (Richelot) (voir pseudo-métrites).

METRITE PUERPÉRALE AIGUE

Éléments étiologiques : Streptocoque (associé ou non au colibacille, au staphylocoque) ; deux portes d'entrée : surface placentaire, déchirure du col ; (accouchement (post partum), avortement (post abortum) ; hétéro-infection (main de l'accoucheur, canule d'injecteur...) C'est une métrite totale (corps et col).

Signes cliniques : début le 2e, 3e ou 4e jour après la délivrance : céphalalgie, frisson (simple horripilation ou vrai frisson avec claquement de dents) suivi de chaleur et de sueurs; *pouls* accéléré ; (120-140); *température* : 38°, 38°,5; douleur hypogastrique d'intensité très variable, spontanée, exagérée par la pression, irradiée (douleurs lombaires) ; lochies parfois normales, plus souvent abondantes, fétides ou d'odeur simplement aigrelette, visqueuses, purulentes, verdâtres, quelquefois hémorrhagiques ; fréquemment, phénomènes de réaction péritonéale (météorisme, sensibilité générale du ventre, état nauséeux) par lymphangite pelvienne (annexes, tissu cellulaire,péritoine) : terminaisons : mort (infection généralisée, péritonite aiguë) ou guérison ou passage à la forme prolongée ou à la forme chronique (voir ces formes).

Importance capitale de l'examen attentif de la température et du pouls après l'accouchement ou l'avortement

A. — « **Dès que la température atteint 38°, que le pouls soit au-dessus ou au-dessous de 100, l'indication est bien nette, il faut faire une injection intra-utérine** » (Pinard et Wallich) :

INJECTION INTRA-UTÉRINE : *a) appareil instrumental :* un bock-laveur de deux litres avec son tube en caoutchouc; la canule de Tarnier en verre, plate, de 28 centimètres de long (le tout bouilli) (fig. 37) ;

b) Liquide d'injection : permanganate de potasse à 0,50 p. 1000; ou acide salicylique à 3 p. 1000; ou microcidine à 4 p. 1000; ou mieux :

Iode métallique   .   .   .   3 grammes
Iodure de potassium.   .   5   —
Eau distillée   100   —

Verser cette solution dans un litre d'eau bouillie. Température du liquide d'injection : 40°.

c) Position de la femme : mettre la femme en position obstétricale, sur le bord du lit (toile cirée sous le siège, disposée en gouttière et plongeant dans un seau) : cuisses fléchies en abduction, maintenues par deux aides;

d) Position du chirurgien : assis face au périnée de la femme ;

e) Soins antiseptiques : antisepsie parfaite des mains de l'opérateur; nettoyage antiseptique (brossage, savonnage, lavage au sublimé à 1 p. 3000) de la région périnéo-vulvaire et de la face interne des cuisses ;

Injection vaginale (sublimé à 1 p. 4000) et rinçage digital de la cavité vaginale.

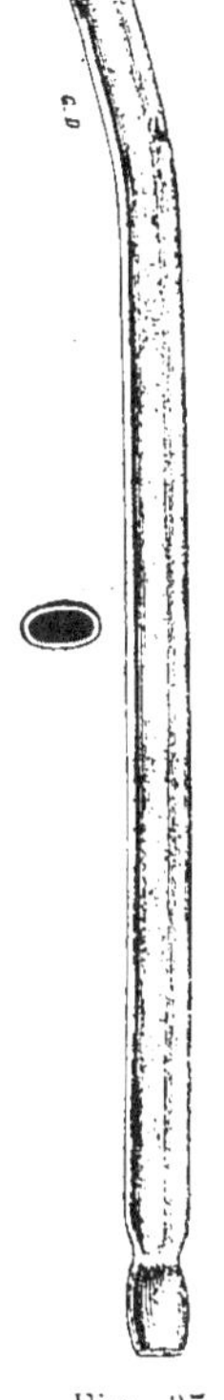

Fig. 37.
Sonde intra-utérine de Tarnier

Technique de l'injection : faire tenir l'injecteur par un aide, à 50 centimètres (pas davantage) au-dessus du niveau du vagin (faible pression);

Purger d'air le tube et la canule et n'introduire la canule dans l'utérus qu'alors que le liquide en sort déjà sous faible pression;

a) Introduction et mise en place des doigts conducteurs : introduire dans le vagin l'index et le médius gauches accolés et les diriger en arrière, vers le sacrum, à la recherche du col utérin, flasque et dépressible;

Si le col est suffisamment perméable : introduire ces deux doigts dans la cavité du col, jusqu'à 8 centimètres environ (anneau de Bandl) (déprimer le périnée avec la face dorsale de la main gauche, pendant qu'un aide appuie, sans brusquerie, sur la région hypogastrique, de manière à refouler vers les doigts le corps utérin);

Si le col ne peut recevoir les deux doigts : introduire seulement l'index;

Si le col ne peut recevoir l'index : se contenter de repérer exactement avec ces deux doigts l'orifice externe du col;

b) Saisir la canule avec la main droite et l'introduire dans la cavité utérine en la guidant sur les doigts conducteurs bien en place (ne jamais forcer « la sonde doit entrer dans l'utérus comme un cathéter dans l'urèthre »);

Dès l'orifice externe franchi, laisser la sonde cheminer seule (pour ainsi dire) pendant 4 ou 5 centimètres (elle reste horizontale pendant ce trajet);

A ce moment, se rendre compte d'un certain degré de résistance, due à l'orifice interne (excellent point de repère), et du changement de direction de la canule, qui devient verticale (son talon s'abaissant de plus en plus);

Sentir, quelques centimètres plus loin, une deuxième résistance (cercle utérin), au delà de laquelle la canule progresse très aisément dans la cavité du corps utérin;

Introduire la canule jusqu'au fond de la cavité utérine; (on est averti du moment où la canule arrive au fond de l'utérus, par la main gauche, retirée hors du vagin et placée sur l'hypogastre, qu'elle ne doit plus quitter jusqu'à la fin de l'injection, afin de se rendre compte des contractions et du volume de l'utérus);

d) Faire passer lentement dans la cavité utérine de 2 à 4 litres de liquide (en s'assurant, à chaque instant, que le liquide injecté ressort librement par le vagin ; sinon, retirer la sonde et en vérifier la perméabilité);

Surveiller, pendant tout le temps que dure l'injection, la physionomie de la femme; *accidents possibles* : pâleur subite, défaillance, état syncopal, convulsions, mort ; à la *moindre alerte* : retirer immédiatement la canule et ranimer la femme (frictions, injections sous-cutanées d'éther...)

Pansement : après lavage vaginal à l'eau bouillie tiède (contre excès d'iode brûlant vagin), introduire, dans le vagin, une mèche de gaze iodoformée ; appliquer sur la vulve un gâteau de ouate aseptique.

B. — **« Si, après l'injection intra-utérine, la température prise, matin et soir, indique une élévation et une accélération dans le pouls, plus fréquent qu'avant l'injection intra-utérine, il faut voir, dans la persistance des symptômes fébriles, la preuve de l'insuffisance du moyen employé ; l'infection n'a pas été arrêtée par le lavage intra-utérin, il faut faire plus et sans perdre de temps »** (Pinard et Wallich :

a) La température n'atteint pas 38° : faire une 2ᵉ injection intra-utérine ;

b) La température est au-dessus de 38°, *le pouls à* 120 *pulsations environ* : Si le 3ᵉ jour n'est pas accompli (ne curetter « qu'avec réserve » avant la fin du 3ᵉ jour) :

Pratiquer l'IRRIGATION CONTINUE (Pinard et Varnier) : *a) dispositif :* un lit en fer sans sommier ou à sommier formé de longues bandes métalliques ;

Placer sur ce lit deux matelas, repliés par le milieu (un pour la tête et le tronc, l'autre pour les membres inférieurs) ;

Recouvrir d'une toile cirée chacun de ces matelas ;

Placer au pied du lit, à 50 centimètres au-dessus du plan de ce lit, un tonneau de 20 litres environ, muni d'un robinet auquel on adapte un tube en caoutchouc ;

Mettre un seau sous le lit, correspondant à l'intervalle des deux matelas ;

b) Liquide à employer : solution saturée de naphtol β à 0ᵍʳ,50 par litre ou eau bouillie simple. Température de 35° à 40°.

c) Technique : coucher la femme sur le lit de façon que

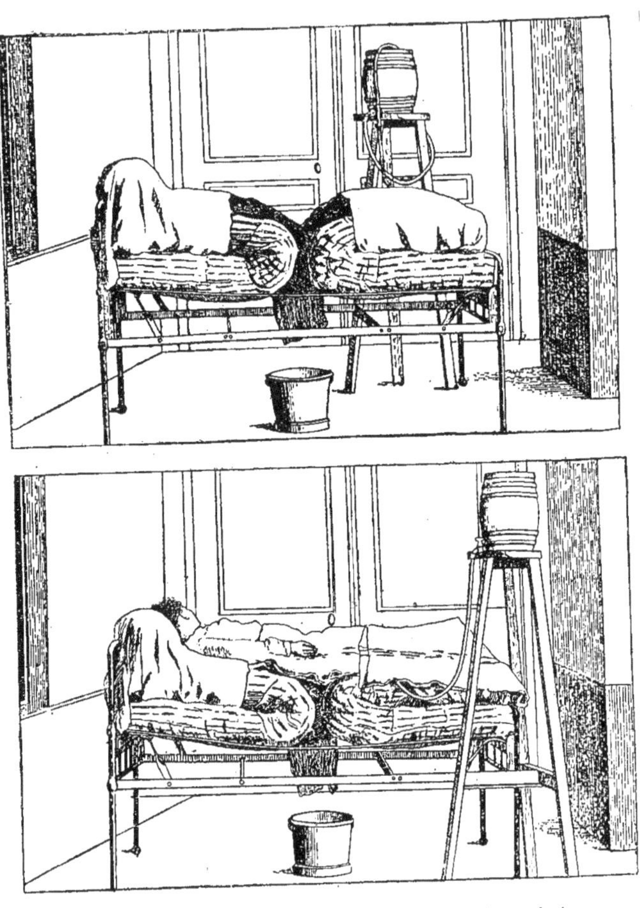

Fig. 38. — Disposition du lit et installation de la malade pour
l'irrigation continue (Pinard et Tarnier (1).

(1) J'emprunte à la remarquable étude de MM. Pinard et Wallich
sur le *Traitement de l'infection puerpérale* les deux figures ci-dessus.

son siège corresponde à l'espace laissé libre entre les deux matelas repliés ;

Ajuster à l'extrémité du tube en caoutchouc la canule de Tarnier, métallique, ou une sonde à double courbure ;

Amorcer la canule et l'introduire dans l'utérus (robinet du tonneau ouvert de façon à permettre un écoulement lent) ; fixer cette canule par des liens aux cuisses de la femme (fig. 38).

Recommandations très importantes : SURVEILLER CONSTAMMENT LA MALADE ET PRENDRE SA TEMPÉRATURE TOUTES LES HEURES ; SURVEILLER LE LIQUIDE D'IRRIGATION (température constante ; écoulement régulier).

Continuer l'irrigation de 24 à 48 heures.

Si fièvre disparue (36°) : guérison ;

Si fièvre persiste (3° jour accompli) : CURETTAGE (post partum) (faire précéder le curettage par le curage digital (surtout dans infection post abortum (voir métrite hémorrhagique)).

Instruments nécessaires : une curette de 28 centimètres de long, à surface large et à courbure spéciale, à bords mousses ; une 2e curette, de même longueur, mais à surface plus petite et à bords demi-tranchants (pour les cornes et les bords de l'utérus) ; une sonde plate de Tarnier, une pince de Museux ; une pince à longs mors, courbe ; une pince à longs mors, droite ;

Positions de la femme et du chirurgien : Comme pour A.

Soins antiseptiques : Comme pour A (raser les poils).

Vider la vessie.

Technique (Pinard et Wallich) : Pas d'anesthésie. Ne pas provoquer de douleur : maintenir horizontale la pince de Museux ; ne pas se servir du spéculum ; introduire dans le vagin deux doigts de la main gauche, doucement, avec précaution (extrême sensibilité des parties génitales) ;

Faire pénétrer ces deux doigts dans l'orifice du col (où ils resteront jusqu'à la fin de l'opération) :

Guider sur ces deux doigts une pince de Museux à deux mors qui saisit la lèvre antérieure du col ;

Abaisser l'utérus en tirant sur la pince et confier celle-ci à un aide qui la tient horizontale (et non verticale, contre le pubis) ;

Laver la cavité utérine (sonde de Tarnier) avec 1 ou 2 litres de solution de biiodure au 1/4000 ;

Retirer la sonde et introduire la large curette-mousse jusqu'au fond de la cavité utérine (dont la profondeur a été mesurée par la sonde de Tarnier) ;

Curetter toute la face antérieure de l'utérus jusqu'au niveau de la lèvre antérieure du col (sans sortir la curette) ;

Sortir alors la curette et la réintroduire pour curetter de même la face postérieure et le fond de l'utérus ;

Sortir la curette et la remplacer par la curette à surface plus petite et à bords demi-tranchants ;

Curetter avec cette 2ᵉ curette les bords et les cornes de l'utérus, et réviser toute la cavité ;

Faire une injection intra-utérine de nettoyage (sonde de Tarnier) ;

Introduire dans l'utérus, avec une pince à longs mors, une mèche d'ouate imbibée de la solution phéniquée à 5 0/0 ; la retirer ensuite ;

Répéter la même manœuvre 2 ou 3 fois de suite, avec chaque fois une mèche nouvelle ;

Pansement-drainage intra-utérin : Lanière peu épaisse de gaze iodoformée ou salolée, très légèrement tassée dans la cavité utérine (jusqu'au fond de cette cavité) ;

Enlever la pince de Museux et dilater la vulve avec les doigts de la main gauche ;

Tasser dans le vagin ce qui reste de la lanière intra-utérine ;

Gâteau de ouate aseptique sur la vulve.

Après curettage : a) *Chute définitive de la température :* « Faire une seule injection intra-utérine » (24 heures après le curettage) ;

b) *Chute progressive de la température :* « Faire, 24 heures après le curettage, une injection intra-utérine, et la répéter toutes les 24 heures, jusqu'au retour à la normale de la température et du pouls » :

c) *Ascension progressive de la température :* 1° *pouls satisfaisant, état général stationnaire* (recrudescence de l'infection locale) : recurettage, puis irrigation intra-utérine ;

2° *Pouls mauvais, agité, petit, aggravation de l'état général* (infection en train de se généraliser) : hystérectomie : injections *intraveineuses* de sérum artificiel, répétées, à hautes doses, *sous-cutanées* de sérum anti-streptococcique

Ne pas négliger le traitement médical (quinine, toniques.....)

MÉTRITES PUERPÉRALES CHRONIQUES

Éléments étiologiques: A. *Succédant à métrite puerpérale aiguë :*
repos insuffisamment prolongé (femmes pauvres) ; injections mal
faites; reprise trop hâtive des rapports sexuels. C'est une métrite cervicale (localisation dominante des lésions dans le col).

B. *Chronique d'emblée : Métrite chronique avec déchirure du col et
dégénérescence scléro-kystique, sans ectropion de la muqueuse :* déchirure (lacération) du col, infectée légèrement ; cicatrisation secondaire,
après suppuration, de la plaie cervicale ; formation d'une « cheville
cicatricielle » dans l'angle de la déchirure, point de départ « d'irridia-
tions fibreuses étouffant les glandes et amenant leur transformation
en kystes » (œufs de Naboth, superficiels et profonds) : *Métrite chronique avec déchirure du col, dégénérescence scléro-kystique, ectropion
de la muqueuse :* déchirure (lacération) du col; inflammation, bour-
souflement, hernie de la muqueuse à travers les lèvres déchirées (l'ancienne ulcération du col !) : épidermisation de l'ectropion et oblitération des conduits excréteurs des glandes (kystes glandulaires) ; lésions
inflammatoires de plus en plus profondes, interstitielles (gros cols
parenchymateux).

Signes cliniques : A. *Métrite chronique succédant à la forme aiguë :*
pesanteur pelvienne, douleur lombo-sacrée, leucorrhée muco-purulente, épaisse et visqueuse. Pas de douleurs très vives, ni de symptômes
généraux (à moins qu'il s'agisse des gros utérus scléreux des arthritiques nerveuses) (Richelot).

B. *Chronique d'emblée :* Accouchement normal ; suites de couches
régulières ; pas de fièvre. Leucorrhée, pesanteur, maux de rein apparus quinze jours, un mois, deux mois après. Gros col déchiré avec ou
sans ectropion de la muqueuse rouge, boursouflée, fongueuse, exul-
cérée, « renversée en rebord de pot de chambre » (1re phase) ; gros
col d'apparence saine (épidermisation de la muqueuse ectropionnée),
mais induré, à surface irrégulière, grenue (kystes glandulaires, œufs
de Naboth, col scléro-kystique), (phases tardives). Subinvolution utérine, rétrodéviation et ovarite, consécutives à la métrite cervicale
(Pozzi) par sclérose utéro-ovarienne concomitante (Richelot) : douleurs
variables, généralement médiocres (sauf annexites, sclérose arthritique).

MÉTRITES CHRONIQUES AU DÉBUT DE LEUR ÉVOLUTION

Importance capitale du *traitement général* : repos prolongé en position horizontale (surtout pendant les périodes menstruelles) ; pas de coït ; pas de constipation (eaux purgatives à doses laxatives, huile de ricin, lavements glycérinés.....) ; frictions sèches sur tout le corps. Traiter le lymphatisme (huile de foie de morue, chlorure de sodium), le neuro-arthritisme (arsenic, alcalins), l'anémie (quinquina, fer...). Eaux chlorurées sodiques, décongestionnantes, toniques (lymphatisme) ; eaux ferrugineuses, arsenicales, bains salés, air de mer, hydrothérapie (anémie) ; eaux alcalines (dyspepsie) ;

Traitement local : il doit s'adresser tout particulièrement au col (métrites cervicales), sans négliger le corps de l'utérus, si les lésions n'y sont point éteintes (métrite chronique succédant à métrite aiguë) :

a) **Métrite chronique jeune purement cervicale :**
Injections vaginales faiblement antiseptiques (sublimé à 1 p. 5000), tièdes, chaudes ou très chaudes (50°), suivant l'importance de l'élément congestif ;

Tampons glycérinés à l'ichthyol (20 p. 100), appliqués sur le museau de tanche et changés toutes les 24 heures ; si la leucorrhée diminue, préférer des tampons secs d'ouate hydrophile, saupoudrés d'iodoforme ou d'acide borique ;

S'il y a des érosions sur le col : *cautérisations* légères avec le crayon de nitrate d'argent, la teinture d'iode ou la glycérine créosotée (à 1 p. 10).

Si les moyens précédents sont insuffisants : traitement endocervical : 1° curettage endocervical ; 2° crayons d'iodoforme ; badigeonnages à la teinture d'iode, à la glycérine ichthyolée ou créosotée... (après dilatation, s'il y a lieu) ;

Si curettage insuffisant (lésions glandulaires déjà profondes) : scarifications, hersage (ouverture et évacuation des kystes glandulaires) suivis de (2°) ;

b) **Métrite chronique jeune cervicale, avec lésions du corps** (gros utérus, leucorrhée d'origine corporelle...) : 1° *traiter les lésions du corps* : dilatation, drainage, irrigations, cautérisations, curettage. Massage bimanuel (index gauche dans le vagin soulevant l'utérus ; frictions circulaires graduées sur le fond et les faces de l'organe avec la pulpe de l'index, du médius et de l'annulaire appliqués sur l'hypogastre que ces doigts refoulent).

2° *Traitement du col* comme pour *a*.

MÉTRITES CHRONIQUES ANCIENNES

« L'excision des tissus morbides par l'instrument tranchant, voilà le véritable traitement de toute altération du col invétérée, qu'il s'agisse d'une ulcération rebelle ou d'une induration scléro-kystique » (Pozzi).

(Ne pas négliger, ici même, le traitement général (comme plus haut)).

I. — **COLS GROS, ENTR'OUVERTS, LARGEMENT FENDUS, ECTROPIONNÉS** *(cicatrisés ou non)* ; **LÉSIONS SCLÉREUSES DIFFUSES** *(gros cols parenchymateux, scléro-kystiques)* :

Faire L'AMPUTATION DU COL A DEUX LAMBEAUX (Simon Markwald) : excision conique à lambeaux coniques (involution opératoire du corps). (Voir : prolapsus utérin avec allongement hypertrophique du col).

II. — COMME POUR I ; MAIS EN PLUS EFFONDREMENT DU PLANCHER PÉRINÉAL

a) Femme jeune : faire successivement, dans la même séance :

1° Le curettage de l'utérus ;

2° L'amputation du col ;

3° La colporraphie antérieure ;

4° La colpopérinéorraphie.

b) Femme âgée (aux environs de la ménopause ou ménopausée) : faire la colpohystérectomie.

III. — LÉSIONS MUQUEUSES DOMINANTES : ULCÉRATIONS REBELLES, DÉGÉNÉRESCENCE KYSTIQUE, FOLLICULAIRE (POLYPES MUQUEUX, ŒUFS DE NABOTH, PETITS KYSTES DISSÉMINÉS) :

Faire L'OPÉRATION DE SCHRÆDER (amputation du col à un lambeau) :

Technique : malade anesthésiée, en position de la taille ;
Découvrir le col avec des écarteurs vaginaux et le saisir, par sa lèvre antérieure, avec une pince de Museux :
1° *Incision bilatérale des commissures :* introduire une des branches de forts ciseaux dans le canal cervical, l'autre branche se trouvant sur la face externe du col, affleurant, par son extrémité, l'insertion vaginale latérale ;
Sectionner, d'un seul coup, les tissus ;
Agir de la même façon du côté opposé, de façon à diviser le col en deux valves, une antérieure, l'autre postérieure ;
2° *Dissection du lambeau :* saisir solidement avec une pince de Museux la valve antérieure, la soulever de façon à rendre bien évidente la muqueuse interne qui la tapisse ;
Faire, au bistouri, sur cette muqueuse, le plus haut possible, près de l'orifice interne, une incision transversale, s'étendant en largeur d'un bord à l'autre, et com-

prenant en profondeur le tiers environ de l'épaisseur de
la lèvre, c'est-à-dire toute l'épaisseur des parties malades
(sans craindre d'entamer la couche musculaire du col);

Exciser de bas en haut toute l'épaisseur des tissus malades, sous-jacents à cette incision transversale : abaisser
la pince de Museux qui tient toujours la valve antérieure,
de façon à rendre bien accessible la face externe de cette
valve et enfoncer le bistouri dans le sommet de cette
valve, au niveau de la partie la plus externe du col, en
dehors des tissus pathologiques;

Prolonger l'incision des tissus jusqu'à l'incision transversale précédemment faite;

Enlever le segment cervical (comprenant toute la muqueuse et une petite épaisseur de la couche musculaire),
ainsi détaché (fig. 39).

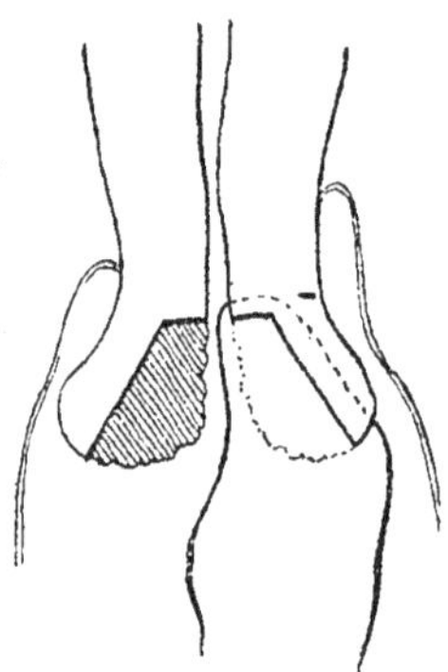

Fig. 39. — Opération de Schröder. Coupe antéro-postérieure du
col. Tracé de l'avivement et manière de passer le fil (1).

Agir absolument de la même façon sur l'autre valve.

Suture (procédé très pratique de Jeannel) : « après
l'excision de la muqueuse, traverser la portion vaginale
avec une aiguille armée d'un fil solide (gros catgut ou
crin de Florence), et faire sortir la pointe dans la plaie,
en piquant à bonne distance la muqueuse de l'orifice
interne;

(1) Figure empruntée au *Traité de Gynécologie* de Labadie-Lagrave
et Legueu.

Tirer l'aiguille; (la base du lambeau est dès lors traversée par un fil);

Piquer alors l'aiguille suivant un plan vertical sur la face cruentée du lambeau à un demi-centimètre au-dessus du bord libre, et sortir à travers la muqueuse sur la face vaginale, également à un demi-centimètre ou un centimètre du bord libre de la plaie (le lambeau est ainsi traversé à sa base par une anse de fil qui répond à la surface cruentée);

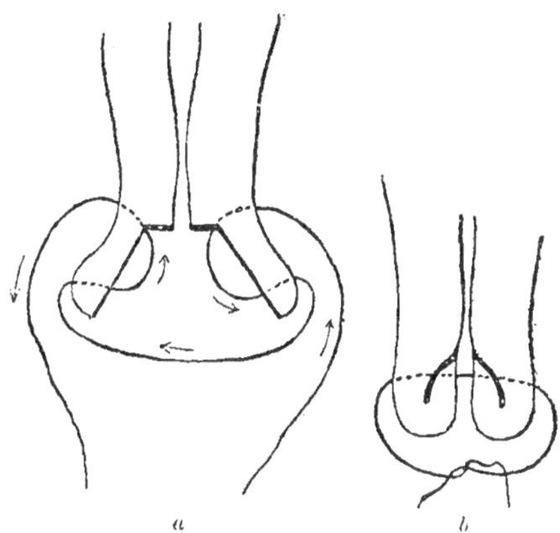

Fig. 40. — Procédé de Jeannel. Coupe antéro-postérieure du col. *a*, Avivement et tracé du passage du fil unique; *b*, le fil est serré : l'affrontement est assuré (1).

Avec le même fil et la même aiguille, suivre sur l'autre lambeau, mais en sens inverse, le même chemin;

Tirer alors sur ces deux chefs, jusqu'à redresser l'anse de fil, c'est-à-dire jusqu'à la suppression; (les lèvres de la plaie sont attirées vers la base du lambeau, tandis que celui-ci se replie sur lui-même, et la muqueuse vaginale est affrontée à la muqueuse cervicale). »

Drainage : un drain dans l'orifice utérin.

(1) Figure empruntée au *Traité de Gynécologie* de Labadie-Lagrave et Leguen.

Tamponnement du vagin à la gaze iodoformée lâchement tassée.

IV. — MÉTRITE AVEC COL DÉCHIRÉ, LÈVRES IRRÉGULIÈRES, INÉGALES, ORIFICE EXCENTRIQUE ; MUQUEUSE PLUS OU MOINS ENFLAMMÉE :

Préférer l'AMPUTATION DU COL (involution opératoire bien plus active) à l'OPÉRATION D'EMMET (restauration autoplastique des déchirures latérales du col) qui est *inutile* (déchirure non « sclérogène ») ou insuffisante (déchirure « sclérogène » ; « il ne faut pas s'attaquer seulement à la cheville cicatricielle commissurale, mais aussi à toutes ses irradiations fibreuses, dans le reste du col »). (Pozzi.)

MÉTRITES PUERPÉRALES PROLONGÉES

Éléments étiologiques : Succèdent à métrite puerpérale aiguë ; lésions utérines entretenues : A. *par lésions péri-utérines* (salpingo-ovarites, lymphangite pelvienne), persistantes, définitivement installées ; B. *par débris ovulaires intra-utérins infectés* (voir métrites hémorrhagiques). Ce sont des métrites totales (Richelot).

Signes cliniques : *Métrite prolongée par lésions péri-utérines :* (Un ou plusieurs mois après l'accouchement) : utérus gros, congestionné, ramolli, friable, sensible à l'exploration ; leucorrhée purulente ; hémorrhagies rares : mais symptômes utérins dominés par signes fonctionnels et physiques des lésions péri-utérines (salpingo-ovarites, cellulites.....) ; poussées aiguës de pelvi-péritonite : alternatives d'aggravations et d'améliorations...

Métrite prolongée par rétention de débris ovulaires : disparition graduelle des symptômes de la métrite puerpérale aiguë (fièvre, douleur...) : toucher vaginal négatif au point de vue des annexes ; mais utérus gros, congestionné, en subinvolution, sensible à la mobilisation bimanuelle ; ménorrhagies, métrorrhagies : leucorrhée muco-purulente ; douleurs vagues dans le bas-ventre ; sensation de pesanteur.....

A. Métrite prolongée par lésions périutérines : 1º Nécessité d'agir en premier lieu sur les lésions péri-utérines (salpingo-ovarites, etc...) ;

2º s'adresser ensuite, s'il y a lieu, à l'inflammation utérine elle-même (injections intra-utérines, irrigations, curettage, amputation du col.....).

B. Métrite prolongée par rétention de débris septiques : Curage digital, suivi le lendemain, s'il y a lieu, d'un curettage et du traitement consécutif habituel (voir Métrites hémorrhagiques).

MÉTRORRHAGIES

(μήτρα, matrice, ρήγνυμι, je sors avec violence)

(en dehors de la grossesse et de l'état puerpéral)

Éléments étiologiques : *au cours de la vie génitale:* fibro-myomes (polypes fibreux, fibromes sous-muqueux, interstitiels); cancer; endo-métrites (hémorrhagiques ?) ; déviations utérines ; salpingo-ovarites ; pseudo-métrites (utérus scléro-congestifs des arthritiques nerveuses) ; *à la puberté:* métrorrhagies virginales essentielles (voir pseudo-métrites): neuro-arthritisme, chlorose, chloro-anémie, (origine dyscrasique) ; ra-rement endométrites vraies, infectieuses ; *à ou après la ménopause :* neuro-arthritisme (voir pseudo-métrites) ; fibro-myomes, métrite sénile, artério-sclérose (anévrysmes miliaires) ; *avant la puberté :* règles pré-coces, maladies générales infectieuses... (M. exceptionnelles).

Métrorrhagies de causes extragénitales: fièvres graves, affections du cœur, du foie, du tube digestif, du système nerveux...... intoxications (plomb, arsenic.....).

Signes cliniques : hémorrhagie utérine à caractères très variables suivant les cas (abondance, continuité, durée, coloration (muco-pus, caillots), répétitions...) précédée (M. actives) ou non (M. passives) de prodromes (pesanteur hypogastrique, bouffées de chaleur, ténesme vésical, anal...) ; dans les cas graves : signes généraux des hémorrha-gies abondantes (anémie grave).

I. — MÉTRORRHAGIE METTANT, PAR SON ABONDANCE, LES JOURS DE LA FEMME EN DANGER

1° *Injections vaginales d'eau bouillie très chaudes (50°-55°) :*

Technique : Mettre la femme en décubitus-dorsal, la

tête basse, le bassin très élevé, les cuisses fléchies en abduction et maintenues par deux aides ;

Asepsie des mains de l'opérateur.

Instruments nécessaires : un bock-laveur de 2 litres avec son tube en caoutchouc ; une canule en verre de 10 à 12 centimètres de long, à bout olivaire, présentant sur son pourtour une série d'orifices (faire bouillir le tout).

Faire tenir ou suspendre le bock à 1 mètre au-dessus du niveau du vagin ;

Injecter dans le vagin, dont l'orifice doit regarder presque directement en haut, plusieurs litres d'eau bouillie à 50° ou 55° ; (faire remplir plusieurs fois le bock).

En cas d'échec :

2° *Tamponnement du vagin* :

Soins préopératoires : Vider la vessie par la sonde, et le rectum, par une grande irrigation rectale chaude ;

Laver le vagin et la vulve à l'eau phéniquée faible à 1 p. 100 ou au sublimé (20 centigrammes pour 1000) ;

Plonger dans la solution précédente de sublimé, ou mieux, dans la solution concentrée d'alun, des mèches de gaze aseptique de 10 centimètres de large et aussi longues que possible ;

Technique : la femme étant dans la position sus-indiquée, introduire le spéculum dans le vagin et bien dilater ce dernier ;

Pincer avec une pince de Museux la lèvre antérieure du col et, de la main gauche tenant la pince, attirer le col en bas et en avant ;

De la main droite, saisir entre les mors d'une longue pince, une des extrémités d'une mèche de gaze bien exprimée et la porter jusqu'au fond du cul-de-sac postérieur ;

Ouvrir la pince et saisir la portion de la mèche qui affleure à la vulve ; la tasser dans le cul-de-sac postérieur ;

Continuer la même manœuvre jusqu'à réplétion du cul-de-sac (employer plusieurs mèches, si une seule ne suffit pas) ;

Faire de même le tamponnement des culs-de-sac antérieur et latéraux, en attirant le col utérin du côté opposé (afin de faire bâiller le cul-de-sac);

Appliquer de même une mèche bien tassée sur le museau de tanche;

Enlever dès lors la pince de Museux; retirer un peu le spéculum et continuer à tasser, sans bourrer, au-dessous des mèches déjà en place, de nouvelles mèches, jusqu'à réplétion à peu près complète du vagin;

Enlever le spéculum; appliquer sur la vulve une couche de ouate aseptique et un bandage en T.

Laisser le tamponnement vingt-quatre heures; l'enlever alors et faire dans le vagin une abondante irrigation avec de l'eau bouillie chaude.

Si l'hémorrhagie recommence, refaire de la même façon un nouveau tamponnement, ou mieux (Jayle) : *a*) Laver la cavité utérine avec deux litres de la solution iodo-iodurée de Tarnier (sonde dilatatrice de Reverdin, sans dilatation préalable du col);

b) Sans retirer la sonde utérine, verser dans le bock-laveur 1/4 de litre de la solution de *gélatine* à 10 p. 100 dans l'eau salée physiologique;

c) Pansements vaginaux : (femme en position déclive) : mettre le spéculum; verser avec un verre de la solution gélatinée dans les culs-de-sac. Au bout de 10 minutes, placer deux tampons aseptiques.

Ou encore : recourir à l'emploi de *l'eau oxygénée* (très hémostatique) : porter au contact de la muqueuse utérine un tampon imbibé d'H^2O^2; ou injecter une ou deux seringues de Braun d'H^2O^2 dans la cavité utérine, en ayant le soin de laver en même temps le vagin pour enlever l'excès du liquide; tamponner le vagin à la gaze salolée.

Pendant toutes ces manœuvres, charger un aide de faire, sous la peau, une *injection de sérum artificiel* (500-1500 grammes) (voir ce mot) et une injection d'ergotine (1 gramme).

En cas d'échec :

3° *Tamponnement intra-utérin* avec gaze aseptique imbibée de la solution de gélatine à 5 p. 100, stérilisée (après injection intra-utérine d'eau bouillie à 50°) :

Technique : Mettre le spéculum et saisir avec une pince de Museux la lèvre antérieure du col ;

Dilater progressivement le col avec le dilatateur de Reverdin ;

Introduire ce dilatateur, au fur et à mesure de la dilatation, dans la cavité utérine ;

Ajuster à sa tubulure latérale l'extrémité du tube du bock-laveur, et faire passer dans l'utérus, sous faible pression (bock à 50 centimètres au-dessus du vagin), plusieurs litres d'eau bouillie très chaude.

Introduire, à l'aide d'un hystéromètre, dans la cavité utérine, une mèche de gaze, ou mieux de gaze gélatinée, parfaitement aseptique.

En cas d'échec :

4° Compression de l'aorte, ligature des artères utérines à travers les culs-de-sac vaginaux (voir pseudo-métrites hémorrhagiques), ligature des quatre membres à leur racine.

II. — MÉTRORRHAGIE NE COMPROMETTANT PAS IMMÉDIATEMENT L'EXISTENCE

Repos absolu en position horizontale ;

Injections vaginales très chaudes (50°) d'eau bouillie ;

Glace sur le ventre dans un sachet imperméable (caoutchouc, gutta-percha laminée), en ayant soin d'interposer entre la peau et le sac de glace un morceau de flanelle.

Ergot de seigle (vacuité certaine de l'utérus !) : *potion* avec 1 gramme d'ergotine, ou

Teinture d'ergot . .)
—   de haschich.) $\tilde{a}\tilde{a}$ 2 grammes

Sirop de cachou . .)
Eau distillée. . . .) $\tilde{a}\tilde{a}$ 60 grammes.

Par cuillerées à bouche toutes les heures.

Ou *en pilules* :

Poudre d'ergot de seigle . . 3 grammes
Poudre de feuille de digitale . 1   —

Pour 20 pilules, 4 par jour.

Ou *en injection sous-cutanée* (cas urgents) :

Ergotine . . . . 1 gramme
Eau de laurier-cerise . . . 5   —

Injecter de XV à XX gouttes.

Hydrastis canadensis : extrait fluide (de XX à XXX gouttes par jour) ;

Hamamelis virginica : extrait fluide (de 3 à 7 grammes par jour).

En cas de persistance inquiétante : tamponnement du vagin... (voir I).

III. — MÉTRORRHAGIES HABITUELLES N'IMPLIQUANT PAS UNE INTERVENTION D'URGENCE

Traiter la cause.

A. **Fibromyomes** : Voir ce mot et aussi : polypes fibreux.

B. **Cancer** : HYSTÉRECTOMIES (s'il y a indication).

Sinon : CURETTAGE (voir métrites) :

Technique : anesthésie générale ou analgésie cocaïnique lombaire ; malade en position dorso-sacrée ; antisepsie du conduit vulvo-vaginal ;

Avec une curette tranchante à long manche, gratter les fongosités néoplasiques jusqu'au tissu sain (résistance, cri spécial) ; curetter avec prudence, en avant surtout (vessie, uretères !) ; manœuvrer toujours parallèlement au tissu utérin, jamais perpendiculairement (perforation !).

Cautérisation énergique au thermocautère ;

Pansement avec mèche de gaze au bleu de méthyle.

En cas d'échec : LIGATURE DES ARTÈRES UTÉRINES PAR LE VAGIN (voir pseudo-métrites hémorrhagiques).

C. **Métrites hémorragiques** : voir métrites et pseudo-métrites.

D. **Métrorrhagies virginales essentielles** : (voir métrite virginale, pseudo-métrite) :

1° *Traiter les hémorrhagies* : (injections vaginales très chaudes (50°) avec de l'eau bouillie simple ; lavements chauds (45°) ; ergot, hamamelis, hydrastis, etc...).

2° *Traiter l'état général* : grand air, soleil ; exercice modéré et bien réglé ; gymnastique suédoise, massage de la paroi abdominale ; frictions sèches sur tout le corps (gant de crin, eau de Cologne, alcoolat de lavande) ; hydrothérapie (douches froides, courtes, en pluie d'abord, puis en jet brisé, surtout sur la partie supérieure du tronc et les membres thoraciques......

E. **Métrorrhagies de causes extra-génitales** : traiter ces causes (voir éléments étiologiques).

OPOTHÉRAPIE OVARIENNE (1)

Ovaires employés : de génisses, de vaches, de brebis, de juments.

MODES D'ADMINISTRATION : A. *Ovaires en nature : a)* hacher les ovaires frais en morceaux très menus; *b)* en faire des bols de dix grammes ; *c)* enrober chaque bol dans un pain azyme. Faire prendre un ou deux bols par jour (souvent acceptés difficilement).

B. *Extrait glycériné ou liquide ovarique* : préparé d'après la méthode de Brown-Séquard d'Arsonval; conservé dans des ampoules de verre de 3 ou 5 centimètres cubes.

Faire l'injection lentement, sur les deux côtés de l'abdomen alternativement (antisepsie rigoureuse).

Avantage : absorption facile et sûre.

Inconvénients : appréhension, refus des malades; douleur immédiate; nodi persistants.

C. *Ovarine* : poudre obtenue par dessiccation de l'ovaire, à la température ordinaire de l'animal auquel ap-

(1) Nous ignorons, à l'heure actuelle, la nature du produit de sécrétion interne de l'ovaire ; mais il semble bien que ce produit est, sinon indispensable, du moins fort utile au bon fonctionnement de l'organisme féminin. Les résultats fournis, jusqu'à ce jour, par l'opothérapie ovarienne, sont variables, mais, pris en bloc, encourageants. J'emprunte aux consciencieuses recherches de mon ami Jayle les éléments de cette consultation.

partenait l'ovaire (aucune altération de la substance ovarique).

L'administrer en cachets ou incorporée à des substances avec lesquelles on confectionne des tablettes, des pastilles ou des pilules. Donner l'ovarine brute à la dose de 125 milligrammes en cachets : un cachet par jour, un 1/4 d'heure avant le repas de midi (on peut donner, s'il y a lieu, jusqu'à 1 gramme d'ovarine en 24 heures).

Ne donner aucune explication aux malades sur la nature du produit absorbé (éviter la suggestion, la répugnance).

C'est le mode le plus pratique d'administration.

I. MÉNOPAUSE ARTIFICIELLE POST-OPÉRATOIRE

Troubles congestifs, vaso-moteurs (*bouffées de chaleur...*) : rapidement améliorés (moins sûrement chez les femmes âgées).

Phénomènes nerveux : peu modifiés.

Neurasthénie et états neurasthéniformes : résultats nuls.

II. — MÉNOPAUSE NATURELLE :

Succès moins fréquents que pour I ; améliorations transitoires.

III. — TROUBLES ATTRIBUÉS A UNE HYPOFONCTION DE LA GLANDE OVARIENNE

A. — Troubles dus à des lésions anatomiques macroscopiques de l'ovaire (*hémorrhagies, douleurs, dysménorrhée : annexes hypertrophiées, prolabées, ovarites, ovaires scléro-kystiques*) : Résultats très favorables.

B. — Troubles paraissant en rapport avec une altération de la sécrétion de l'ovaire :

Aménorrhée, dysménorrhée d'origine ovarienne : excellents résultats (troubles nerveux réflexes surtout améliorés : douleurs, syncopes, vomissements) ;

Anémie et *chlorose* : résultats très variables (les cas qui relèvent d'une « auto-intoxication génitale » sont probablement seuls améliorés ; mais diagnostic pathogénique très difficile !) ;

Ostéomalacie, goitre exophtalmique, goitre simple, adipose, etc : Résultats très problématiques.

Troubles nerveux (aliénation mentale, mélancolie, vésanie, hystérie, neurasthénie) ; *troubles cérébraux* : il est impossible de rien conclure des quelques très rares faits publiés.

« CETTE MÉDICATION DOIT ÊTRE CONTINUÉE LONG-TEMPS, EN GÉNÉRAL, ET, COMME UNE SORTE D'ACCOUTUMANCE SE PRODUIT SOUVENT, IL EST BON DE LA SÉRIER PAR INTERVALLES, EN VARIANT LES DOSES PAR SÉRIE. »

PELVIPÉRITONITE

Éléments étiologiques : infection du péritoine pelvien secondaire à l'infection primitive des annexes (salpingites, ovarites), de l'utérus (métrites) : infections *puerpérale* (post partum, post abortum), *blennorrhagique; manœuvres intra-utérines* septiques. Propagation au péritoine par voies *muqueuse* (utéro-tubaire), ou **lymphatique**.

Signes cliniques : a) subjectifs, douleur soudaine, très intense, exquise, superficielle, dans le bas-ventre; fièvre vive (38º,5, 39º, 39º,5); pouls petit, rapide, irrégulier; météorisme, nausées, vomissements; dysurie, constipation;

b) Physiques. Examen bimanuel (n'est possible (douleur) et fructueux (formation et enkystement de l'épanchement) que 5 à 6 jours après le début): utérus refoulé en avant; cul-de-sac postérieur plus ou moins effacé par une masse dure ou rénitente, fluctuante, se prolongeant sur les parties latérales du col (croissant à concavité antérieure) dont un sillon très net la sépare.

Evolution : a) résolution: disparition graduelle des signes physiques et subjectifs (restitutio ad integrum exceptionnelle!), *b)* suppuration (fièvre à exacerbations vespérales, frissonnements répétés, sueurs, insomnie...); ouvertures spontanées de l'abcès : (rectum, vagin, vessie, paroi abdominale...), suivies de guérison ou de septicémie ou de fistules intarissables; *c)* pelvipéritonite adhésive (adhérences englobant et déviant l'utérus et les annexes, l'intestin et tous les organes pelviens) : douleurs, névralgies lombo-abdominales, dysménorrhée, constipation, etc..., influence favorable du repos; crises douloureuses et fébriles successives (coït, danse, efforts...) *assez souvent :* épanchement séreux ou purulent enkysté entre les adhérences et sans tendance à la résorption spontanée (vraie tumeur).

I. — PELVIPÉRITONITE AIGUE AU DÉBUT
(Phase d'infiltration œdémateuse).

Repos absolu au lit, dans la position horizontale;
Glace sur le ventre (avoir le soin d'interposer entre la

peau et la vessie de glace un morceau de flanelle, pour éviter les brûlures), *ou mieux* : compresses mouillées de Priessnitz, appliquées d'une façon permanente sur l'abdomen et le bassin, et changées dès qu'elles sèchent ;

Injections sous-cutanées de morphine (douleurs vives);

Ne pas abuser de l'opium pris par la bouche (*constipation, auto-intoxication !*) ;

Suppositoires au beurre de cacao avec 1 centigramme d'extrait thébaïque ;

Ou encore : petits lavements avec 10 à 20 gouttes de laudanum.

Donner de temps en temps un petit lavement glycériné évacuateur ;

Injections vaginales d'eau bouillie, très chaude (50° à 55°) administrées au lit dans la position horizontale.

II. — PELVIPÉRITONITE AIGUE AU 5e OU 6e JOUR, AVEC MASSE POSTÉRO-LATÉRALE DE PLUS EN PLUS LIMITÉE

NE PAS SE HATER D'INTERVENIR !

« Il n'est pas toujours nécessaire d'ouvrir d'emblée les tuméfactions devenues accessibles dans le cul-de-sac postérieur : il peut s'agir d'une masse formée par des adhérences intestinales et des exsudats péritonéaux récents, dans lesquels une ouverture ne saurait rien évacuer, et ne serait pas toujours sans danger. D'autres fois il s'agit d'une collection séreuse enkystée dans des néomembranes et pouvant, dans les jours suivants, subir une telle diminution, qu'il n'y ait pas lieu d'intervenir » (Bouilly).

a) *Diminution progressive des tuméfactions péri-utérines ; atténuation des phénomènes généraux* (fièvre, pouls) :

Traitement comme pour I.

*b) Statu quo persistant (lésions locales et état général)
ou (à fortiori), aggravation :*

Inciser par le vagin les collections péri-utérines, *autant
que possible* par le cul-de-sac postérieur (voir hématocèle
rétro-utérine) ;

Faire suivre la colpotomie d'un drainage prolongé.

III. — PELVIPÉRITONITE CHRONIQUE SUPPURÉE, AVEC ENCLAVEMENT DE L'UTÉRUS, ADHÉRENCES ÉTENDUES ET POCHES PURULENTES MULTIPLES (avec ou sans fistules).

Pratiquer L'HYSTÉRECTOMIE VAGINALE PAR MORCEL-
LEMENT (évacuation et drainage parfaits).

IV. — PELVIPÉRITONITE CHRONIQUE AYANT TRANSFORMÉ LES ANNEXES, LES LIGAMENTS LARGES, LE PÉRITOINE PELVIEN, EN MASSES LIGNEUSES, DANS LESQUELLES TOUT PHÉNOMÈNE D'INFLAMMATION SEMBLE ÉTEINT :

« Ne jamais conseiller l'opération, qu'après vérification
consciencieuse de l'incurabilité des lésions : repos sévère
et très prolongé ; injections vaginales chaudes, révulsions
répétées sur la paroi abdominale, suppression de toutes
les causes physiologiques susceptibles de congestionner
les organes pelviens ;

Emploi judicieux de tous les moyens capables de relever l'état général : injections sous-cutanées de sérum
artificiel, séjour aux eaux chlorurées sodiques ou sulfu-
reuses, avec surveillance prudente et sévère de leur usage ;

Traitement direct de l'endométrite concomitante (curettage et drainage prolongé) ;

Le massage (voir ce mot) peut, à son tour, assouplir les
adhérences et atténuer les douleurs, à la condition ex-
presse d'être confié à des mains habiles et très pru-
dentes. » (Segond).

En cas d'échec du traitement médical : faire L'HYSTÉ-
RECTOMIE VAGINALE (par morcellement).

PHLEGMON DU LIGAMENT LARGE

Éléments étiologiques : infection *puerpérale* (streptocoque), post partum ou post abortum, du tissu cellulaire situé entre les deux feuillets péritonéaux du ligament large ; (porte d'entrée utérine ; propagation par les lymphatiques) ;

Plus rarement, *manœuvres intra-utérines* septiques (dilatation, curettage, excision de polypes.....)

Exceptionnellement, infection *blennorrhagique* (gonocoque : voie tubaire !)

Signes cliniques : *Début* vers la fin du 1er septénaire d'un accouchement ou d'un avortement : grand frisson (peut manquer), suivi d'une rapide ascension thermique (40°-41°), avec pouls accéléré mais bien frappé, large, plein : douleur (1er signe parfois) plus ou moins vive, à localisations lombaire, iliaque, irradiée dans la cuisse (flexion et rotation externe) ; empâtement général des culs-de-sac par infiltration œdémateuse généralement plus accentuée d'un côté que de l'autre (toucher vaginal) ; utérus immobilisé ;

Au bout d'un temps variable, signes de suppuration et de limitation des lésions : fièvre à type rémittent (plus élevée le soir que le matin); douleurs à caractère lancinant, faciès altéré, amaigrissement, anorexie ; masse indurée unilatérale, douloureuse, assez bien circonscrite, en contact intime avec le bord de l'utérus, se prolongeant latéralement jusqu'à la paroi pelvienne, et pouvant s'élever plus ou moins haut vers le détroit supérieur (exploration bimanuelle (toucher vaginal et palper abdominal combinés) ; utérus rejeté du côté sain (latéro-version).

Marche: résolution exceptionnelle; extension progressive de la suppuration (vagin (vagin de carton), fosse iliaque, paroi abdominale (plastron), région rénale.....) ; ouvertures spontanées : (au-dessus de l'arcade de Fallope, vagin, rectum, cœcum, vessie !) *Terminaisons* : si l'on n'intervient pas : fistules intarissables (hecticité), mort : (infection septique (cellulite pelvienne diffuse) ; si on intervient: guérison.

I. — PHLEGMON DU LIGAMENT LARGE AU DÉBUT
(Stade d'infiltration œdémateuse aiguë)

Repos absolu, en position horizontale ;

Enveloppements de Priessnitz (entourer l'abdomen et le bassin de serviettes mouillées que l'on renouvelle dès qu'elles sèchent) ;

Injections vaginales d'eau bouillie très chaude (45° à 55°), administrées en position horizontale ;

Lavements évacuateurs glycérinés, suivis de petits lavements laudanisés d'eau très chaude (45°-55°), *à garder* (un verre d'eau avec 8 à 10 gouttes de laudanum) ;

Piqûres de morphine (si les douleurs sont trop vives) ;

Eviter le plus possible les opiacés pris à l'intérieur (*constipation, autointoxication*).

II. — PHLEGMON DU LIGAMENT LARGE SUPPURÉ

A. Abcès accessible par le vagin :

a) Inciser transversalement, dans une étendue de 4 à 5 centimètres le cul de sac postérieur (voir hématocèle rétro-utérine) ;

b) Effondrer avec les doigts ou la pointe des ciseaux mousses, la collection purulente ;

c) Elargir, s'il y a lieu, l'ouverture ainsi créée, avec le dilatateur de Tripier ;

d) Drainer avec un large tube en T (voir salpingites suppurées) par lequel, au bout de 2 ou 3 jours, on pourra pratiquer dans la poche des injections antiseptiques (*drainage prolongé !*).

Maintenir le vagin bien aseptique par des injections antiseptiques quotidiennes, suivies d'un tamponnement lâche à la gaze iodoformée.

B. Abcès inaccessible par le vagin, et sans rapport immédiat avec la paroi abdominale :

LAPAROTOMIE SOUS-PÉRITONÉALE (Pozzi) :

Technique : Faire, à 1 centimètre au-dessus de l'arcade crurale, une incision de 8 à 10 centimètres, allant, couche par couche, jusqu'au tissu cellulaire sous-péritonéal ;

Décoller la séreuse avec les doigts en se dirigeant vers la branche horizontale du pubis ;

Maintenir le péritoine relevé par un large rétracteur ou par les doigts d'un aide, et chercher à sentir la résistance de l'abcès en portant un doigt au fond de la plaie ;

Gagner ainsi peu à peu la base du ligament large, dans la partie la plus profonde de la cavité pelvienne ;

Reconnaître le foyer purulent, à sa fluctuation, l'inciser et déterger soigneusement sa cavité ;

Drainer : *a*) *la cavité de l'abcès est loin du vagin* (toucher vaginal combiné au toucher au fond de la plaie) DRAINER PAR LA PAROI ABDOMINALE (gros tube en caoutchouc enrobé de gaze iodoformée) ;

b) *La cavité de l'abcès est peu éloignée du vagin* : DRAINER PAR LE VAGIN à l'aide d'un tube en croix passé avec la pince de Wolfler (fig. 41) (servant à passer les tubes à drainage par transfixion) ;

En l'absence d'instrument spécial, agir comme suit : dire à un aide d'introduire dans le vagin (préalablement bien aseptisé), en arrière du col, une longue pince dont il écarte les mors ; inciser par le ventre, le cul de sac postérieur entre les 2 mors écartés de la pince ; insinuer le tube à drainage entre ces mors ; dire à l'aide de fermer

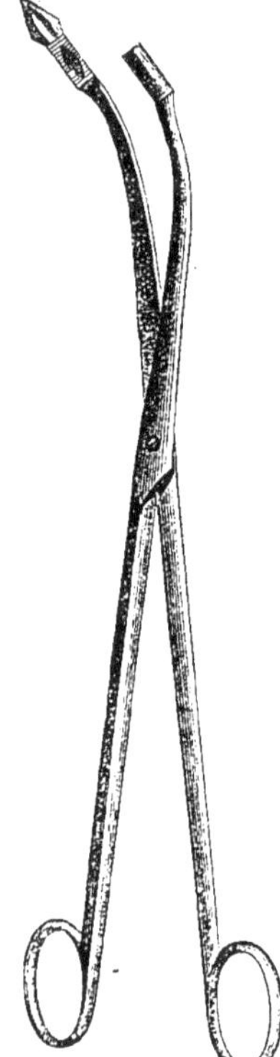

Fig. 41. — Pince de Wolfler pour passer les tubes à drainage par transfixion.

la pince et de retirer doucement le drain, de la longueur voulue, dans le vagin ;

Gaze iodoformée dans le vagin autour de la portion vaginale du tube à drainage.

C. **Abcès voisin de la paroi abdominale** : faire, immédiatement au-dessus de l'arcade de Fallope et parallèlement à cette arcade, une incision de 6 à 8 centimètres, dont le milieu correspondra au centre de la tuméfaction, préalablement bien délimitée par l'examen bimanuel ;

Arrivé sur le péritoine, le décoller, s'il y a lieu, dans une faible étendue ;

Reconnaître la poche purulente (en la palpant avec l'index droit) et l'inciser au bistouri dans une étendue de 2 cm. environ ;

Après évacuation de la plus grande partie du pus : élargir l'ouverture de la poche avec le dilatateur de Tripier ;

Introduire, jusqu'au fond de la cavité, une grosse mèche de gaze iodoformée, ou mieux, deux gros drains en canons de fusil ;

Combiner, s'il y a lieu (partie déclive de l'abcès peu éloignée du cul de sac postérieur du vagin), le drainage abdominal, au drainage vaginal (drainage abdomino-vaginal) comme pour B *b*.

A partir du 3° jour, faire, s'il y a lieu, par les drains, des injections antiseptiques (lysol 2 0/0) ;

N'enlever les drains que quand l'écoulement du pus a complètement disparu.

D. **Suppuration diffuse, bilatérale** (cellulite pelvienne) : faire L'HYSTÉRECTOMIE VAGINALE ;

Injections sous-cutanées ou intra-veineuses de sérum artificiel.

E. **Fistules multiples intarissables** : traitement comme pour D.

POLYPES FIBREUX DE L'UTÉRUS

Eléments étiologiques : (voir fibromes utérins). Énucléation et pédiculisation, par les contractions utérines, de fibromes sous-muqueux ou interstitiels, primitivement sessiles.

Signes cliniques : a) *fonctionnels :* ménorrhagies, puis métrorrhagies extrêmement abondantes (persistance, répétition) : anémie grave, coliques utérines (douleurs expultrices) ; leucorrhée (d'importance secondaire) ; b) *physiques : toucher vaginal :* tumeur régulière, lisse, faisant plus ou moins saillie entre les lèvres du col, se prolongeant dans la cavité utérine par une portion rétrécie ou pédicule (cas type) : point d'implantation du pédicule, le plus souvent inaccessible au doigt (polypes du corps (fond) les plus nombreux), parfois accessible (polypes du col) ; *renseignements fournis par le doigt vaginal variables suivant :* polype intrautérin (dilatation du col et toucher intra-utérin) ; polype intermittent (congestion intermittente du polype (règles); polype intra-vaginal de faible volume (à pédicule grêle, ou épais ou très vasculaire (battements artériels), ou de gros volume (remplissant plus ou moins le vagin) ; sphacélé (ramollissement, ulcérations, odeur.....) *Spéculum :* (ne fait que confirmer le toucher). *Hystérométrie* (si possible) : aggrandissement de la cavité utérine. *Evolution :* augmentation progressive de volume ; accouchement (possible) du polype (rupture du pédicule par contractions utérines ou par l'action de la pesanteur) : inversion utérine, sphacèle, suppuration (étranglement du pédicule, infection à point de départ muqueux).

Tout polype utérin doit être enlevé sans retard

Instruments nécessaires : deux écarteurs vaginaux, ciseaux courbes et droits, deux pinces de Museux; y joindre : instruments pour CURETTAGE *(toujours)*, et *(quelquefois)*, instruments pour MORCELLEMENT (gros fibrome intra-vaginal ou intra-utérin), pour HYSTÉRECTOMIE VA-GINALE (inversion possible, ouverture de la cavité utérine!)

Soins préopératoires : raser la vulve ; savonner le vagin et la vulve, le col (s'il est accessible) ; brosser, laver à l'alcool et au sublimé à 1 p. 1000 ; injection vaginale antiseptique tiède (sublimé à 1/2000).

Anesthésie (si l'opération doit être de quelque durée) ;

Mettre la femme en position dorso-sacrée ; (voir *positions gynécologiques*).

Bien étaler le vagin avec deux écarteurs, l'un antérieur, l'autre postérieur, confiés à un aide.

I. — PETIT POLYPE, A PÉDICULE GRÊLE, FAISANT SAILLIE ENTRE LES LÈVRES DU COL :

1° Dilater et laver le col utérin, avec le dilatateur-irrigateur de Reverdin (dilatation immédiate) ;

2° Saisir le polype entre les mors d'une pince de Museux, et tordre deux ou trois fois jusqu'à rupture du pédicule ;

Faire suivre l'ablation du polype d'un curettage (voir métrites hémorrhagiques) de la cavité utérine ;

Introduire dans la cavité utérine une mèche de gaze iodoformée, dont on fait ressortir l'extrémité entre les lèvres du col ;

Gaze iodoformée dans le vagin ;

Soins consécutifs : après avoir enlevé la mèche de gaze intrautérine (2ᵉ jour), faire quotidiennement une injection vaginale antiseptique tiède (sublimé à 1/3000).

II. — POLYPE COMME POUR I, MAIS A PÉDICULE PLUS VOLUMINEUX

1° Dilatation utérine comme pour I ;

2° Saisir le polype entre les mors d'une pince de Museux ;

Tirer sur le polype (s'assurer par le palper hypogastrique qu'il n'y a pas d'inversion utérine) ;

Faire trois tours de torsion sur l'axe ;

Glisser jusqu'au pédicule, au voisinage de son insertion sur la tumeur, des ciseaux courbes sur le plat, et sectionner à petits coups le pédicule, en continuant à tordre, jusqu'à ce que la tumeur se détache (la torsion fait l'hémostase) ;

Curettage, pansement, soins consécutifs, comme pour I.

III. — POLYPE COMME I OU II, MAIS A PÉDICULE TRÈS VASCULAIRE (vaisseaux reconnus à la palpation) :

1° Dilatation et irrigation utérine comme pour I ;

2° Pincer le pédicule, au ras de la paroi utérine, avec une forte pince à ligaments larges ;

Sectionner aux ciseaux le pédicule, au-dessous de la pince ;

Laisser la pince à demeure pendant 48 heures ;

Curettage, pansement, soins consécutifs, comme pour I.

IV. — POLYPE VOLUMINEUX, REMPLISSANT LE VAGIN (pédicule inaccessible) :

1° *Morceler la portion vaginale* : saisir solidement la partie inférieure de la tumeur avec une pince à morcellement ;

Tirer à l'aide de cette pince sur la tumeur ;

Immédiatement au-dessus du point où la pince s'enfonce dans le myome, faire, avec un bistouri, une incision transversale peu profonde ;

Saisir avec une 2ᵉ pince à morcellement la lèvre supérieure de cette incision ;

Confier cette pince à un aide, et exciser *en cône* la portion du myome saisie par la première pince ;

Ceci fait, replacer immédiatement la pince sur un des bords de la solution de continuité ;

Exciser un deuxième cône et ainsi de suite, jusqu'à évidement *quasi-complet* du myome ;

2° *Tirer alors sur ce qui reste du myome* avec la pince tenue de la main gauche, et, avec l'index de la main droite, aller explorer l'orifice du col (dès lors accessible) et voir s'il y a un pédicule (gros ou mince) ou s'il n'y en a pas (tumeur sessile) :

a) Il y a mince pédicule : traitement comme pour I ;

b) Il y a pédicule volumineux : traitement comme pour II ;

c) Il y a un pédicule très vasculaire : traitement comme pour III ;

d) Il n'y a pas de pédicule : Enucléation (voir fibromes).

PENDANT LE MORCELLEMENT, SE MÉFIER DE L'INVERSION UTÉRINE POSSIBLE : examen à l'hystéromètre, au doigt ; palper hypogastrique.

V. — POLYPE INTRA-UTÉRIN ; PÉDICULE INSÉRÉ HAUT DANS LA CAVITÉ

1° Débridement bilatéral du col utérin ou hystérotomie médiane antérieure (voir fibromes utérins), pour arriver sur le polype ;

2° Agir sur le polype pour l'enlever, suivant les circonstances, comme pour I, II, III, IV.

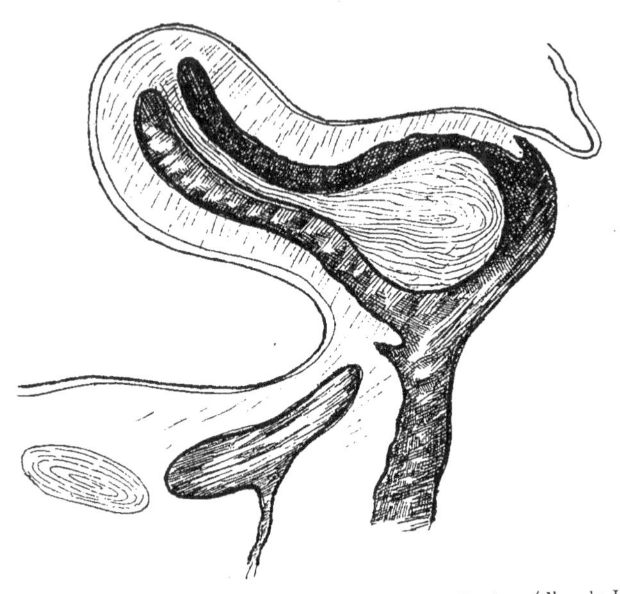

Fig. 42. — Polype fibreux, inséré au fond de l'utérus (d'après Hof-meier).

VI. — POLYPE SPHACÉLÉ

1° Ablation, suivant les circonstances, comme pour II, III, IV, V ;

2° Curettage suivi d'une bonne injection intra-utérine antiseptique (voir métrite puerpérale) ;

3° Tamponnement utérin (lâche) à la gaze iodoformée.

En cas de phénomènes infectieux graves, surtout si la femme approche de la ménopause : hystérectomie vaginale.

POSITIONS GYNÉCOLOGIQUES

I. — POSITION DORSALE SIMPLE

Description : Malade étendue sur le dos, la tête légèrement relevée par un mince coussin, les cuisses en abduction et modérément fléchies, le siège reposant sur les poings fermés de la femme, placés sous le sacrum ; recommander à la malade de respirer librement.

Indications : Examens rapides, sommaires (toucher, palper, examen bimanuel, percussion, mensuration, auscultation) pratiqués sur une chaise longue, dans le cabinet du praticien, ou sur le lit de la malade.

Peut suffire à établir les diagnostics faciles.

II. — POSITION DORSO-SACRÉE

Description : Voir figure 43.

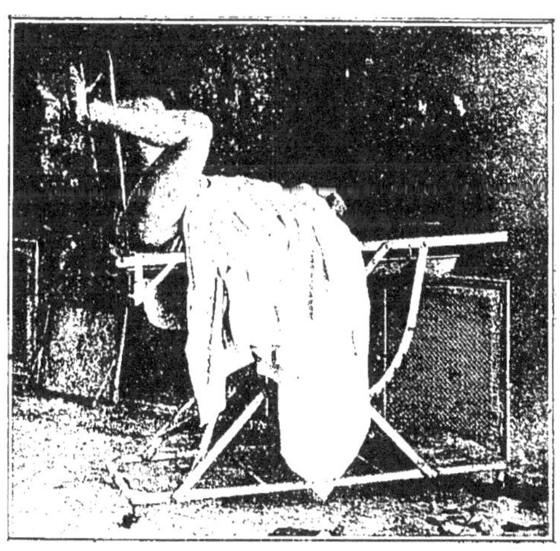

Fig. 43. — Position dorso-sacrée.

Indications : Toucher, palper, exploration bimanuelle, examen à l'aide des valves ou du spéculum, cathétérisme de la vessie, de l'utérus, hystérométrie, application de laminaires, pansements utérins, vaginaux.....

III. — POSITION DE LA TAILLE
(Flexion des cuisses sur le bassin accentuée au maximum).

Description : Voir figure 44.

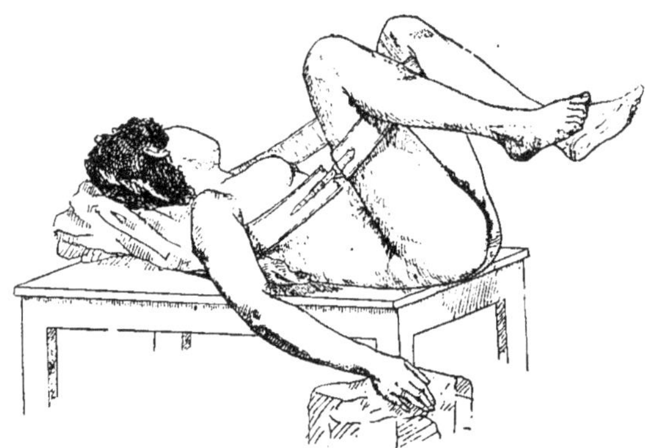

Fig. 44. — Position de la taille (Bonnet et Petit).

Indications : Examen bimanuel, opérations sur l'utérus (hystérectomie vaginale, amputation du col, etc...), le vagin (colporrhaphie, fistule vésico-vaginale...), le périnée (périnéorrhaphie...).

IV. — DÉCUBITUS LATÉRAL

Description : Voir figure 45.

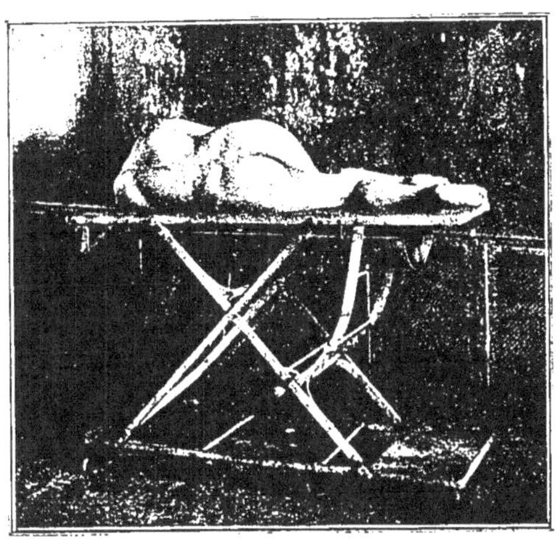

Fig. 45. — Décubitus latéral.

Indications : Examen du vagin (parois antérieure et latérales), du col de l'utérus (valve de Sims écartant la paroi postérieure du vagin : tendance au vide !) ; « examen des régions latérales et postérieures du bassin, des foyers de paramétrite, de la forme et de la situation des ovaires …. » ; examen du périnée ; « contrôle des suites opératoires de la trachélorrhaphie, des fistules, des colporrhaphies antérieures….. »

V. — DÉCUBITUS LATÉRO-ABDOMINAL

Description : Voir figure 46.

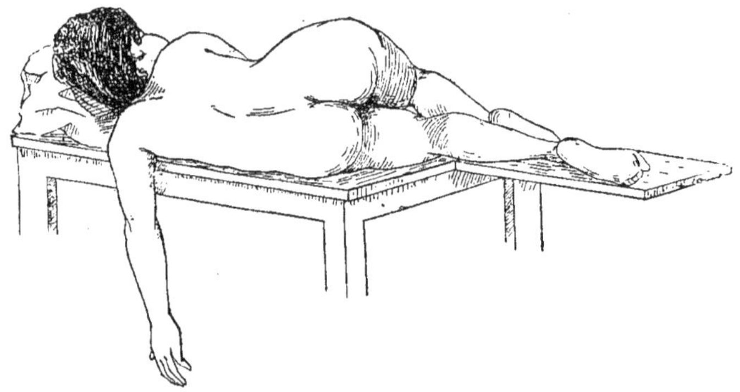

Fig. 46. — Décubitus latéro-abdominal.

Indications : Comme pour IV.

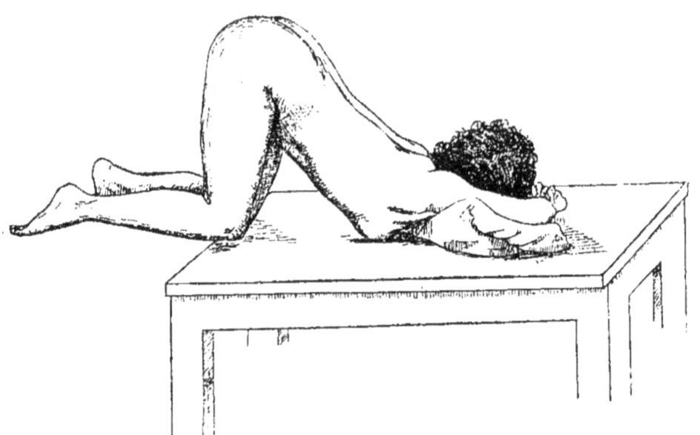

Fig. 47. — Position genu-pectorale.

VI. — POSITION GENU-PECTORALE OU GENU-BRACHIALE

Description : Voir figures 47 et 48.

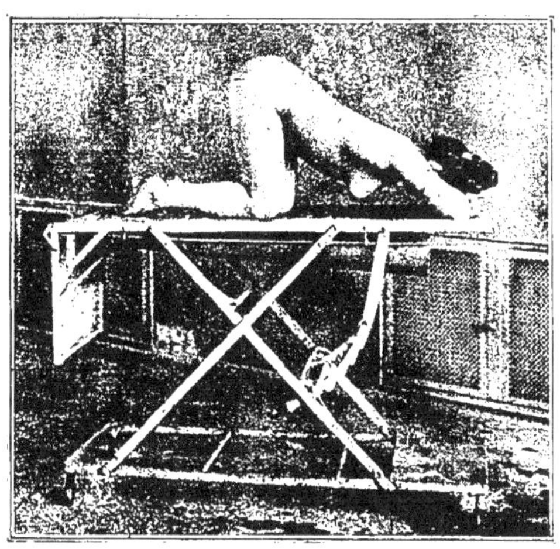

Fig. 48. — Position genu-brachiale.

Indications : Réduction des rétrodéviations de l'utérus (utérus gravide!), des tumeurs pédiculées enclavées dans le petit bassin ; examen des fistules vésico-vaginales....

VII. — POSITION DÉCLIVE DE TRENDELENBURG (45°)

Description : Voir figure 49.

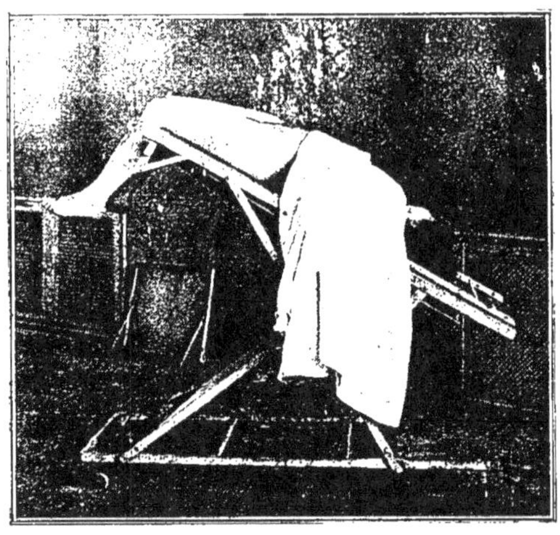

Fig. 49. — Position déclive de Trendelenburg.

Indications : Laparotomies gynécologiques (spécialement pour les inflammations annexielles !) : (*Limitation
du champ opératoire ; accès facile du bassin bien ajouré*).

VIII. — POSITION GYNÉCOLOGIQUE DE JAYLE

Description : Combinaison de la position ordinaire de
la taille et de la position dorso-sacrée déclive.

Cette position s'obtient grâce à l'emploi d'une table à
bascule munie d'un système d'épaulières qui permet de
maintenir la malade en déclive, sans attacher les membres
inférieurs qui restent libres.

Indications : 1° Examen gynécologique : grâce à la dé-
clivité (*rejet du paquet intestinal sur le diaphragme, dilatation du vagin par appel d'air, tension de la paroi
vaginale antérieure*) : exploration des annexes et de
l'utérus grandement facilitée, introduction du spéculum
aisée, examen facile des parois vaginales.

2° Opérations : « la plupart des interventions vaginales
deviennent ainsi plus faciles (mettre la malade seulement
en demi-déclivité) ; on opère debout et l'accès du vagin
est aisé ; la paroi antérieure se tend et, avec une valve à
poids, on déprime le périnée. Il n'est ainsi besoin d'aucun aide pour tenir les valves. Position surtout précieuse
pour la cure des *fistules vésico-vaginales*. »

PROLAPSUS UTÉRINS

Éléments étiologiques : de 25 à 35 ans ; puerpéralité (grossesse, accouchement, post partum) : *lever trop hâtif après les couches :* utérus gros, lourd, congestionné (en pleine involution), ligaments ronds et ligaments larges hypertrophiés, ramollis : d'où rétroversion utérine (par poids de l'utérus et relâchement des ligaments) et aussi tendance à prolapsus (relâchement des ligaments utéro-sacrés) ; *déchirures plus ou moins étendues du périnée* (agrandissement de la vulve) ou simple affaiblissement du plancher périnéal (ruptures interstitielles (transverse, releveur) : d'où défaut de contention : prolapsus vaginal antérieur (voir cystocèle), abaissement de l'utérus (avec ou sans hypertrophie du col, primitive ou secondaire), colpocèle postérieure (voir ce mot) : (lésions progressivement aggravées par fatigues, station debout, atrophie des tissus après la ménopause...)

Plus rarement : insuffisance physiologique des tissus (entéroptose) ; dystrophie congénitale, neuro-arthritisme (sclérose, congestion, relâchement des tissus fibreux) : prolapsus aigu chez les vierges (effort, chute).

Signes cliniques : *A. physiques* 1° *premier degré* (abaissement simple) : *col non visible à la vulve :* cystocèle (vue, toucher) ; parois vaginales relâchées, culs-de-sac profonds, col abaissé (toucher) ; utérus descendu en totalité (corps et col) et en rétrodéviation (examen bimanuel).

2° *Second degré* (demi-prolapsus) : *col à la vulve* précédé par cystocèle : hernie plus ou moins volumineuse, hors de la vulve, pendant la station debout, la marche ; réduction spontanée dans la position horizontale ; examen bimanuel (situation du corps, du col, des culs-de-sac vaginaux) ; hystérométrie (y a-t-il allongement hypertrophique du col ? (au delà de 8 centimètres).

3° *Troisième degré* (prolapsus complet) : *Utérus tout entier hors de la vulve ; prolapsus du vagin retourné en doigt de gant :* tumeur conique, à base supérieure, de volume variable (œuf, deux poings), pendant entre les cuisses de la femme ; col continu sans ligne de démarcation avec vagin, à plis transversaux, souvent enflammé, parfois cutisé (cas anciens) ; orifice externe du col, souvent déchiré, enflammé (ectropion muqueux), situé à la partie inférieure de la tumeur ; cystocèle, cathétérisme : (rapports normaux entre vessie et col utérin conservés) ; rectocèle rare (toucher rectal) : culs-de-sac péritonéaux descendant *très bas* au contact du col entre parois utérine et vaginale (hédrocèle rare). Sangle périnéale déchirée ou forcée ; prolapsus réductible ou irréductible (gonflement des parties, adhérences).

B. *Fonctionnels :* I. *Prolapsus progressif :* très variés et nullement en rapport avec le degré de prolapsus : pesanteur périnéale, tiraillement dans les reins et le bas-ventre ; inaptitude à l'effort : marche, station debout prolongée, pénibles ; signes de métrite (leucorrhée) : *troubles de la miction* (dysurie, pollakiurie, incontinence, rétention) ; nécessité parfois d'exprimer la cystocèle pour vider la vessie ; cystite fréquente ; *troubles de la défécation* (constipation, ténesme, épreintes) ; *troubles nerveux* (asthénie, neurasthénie) chez certaines femmes prédisposées (neuro-arthritiques, panoptosées...)

II. *Prolapsus aigu* (rare) : douleur subite et très vive (à la suite d'un effort) ; tendances à la syncope, vomissements, rétention d'urine, signes de réaction péritonéale..... Apparition brusque d'un prolapsus au 2e ou au 3e degré.

I. — PROLAPSUS DU 1er OU DU 2e DEGRÉ : FEMME JEUNE ; CYSTOCÈLE, VULVE BÉANTE, INSUFFISANCE PÉRINÉALE, NI MÉTRITE, NI ALLONGEMENT HYPERTROPHIQUE DU COL :

Faire l'ÉLYTRORRAPHIE ANTÉRIEURE (voir cystocèle) et la COLPOPÉRINÉORRAPHIE (voir déchirures du périnée).

II. — COMME POUR I, MAIS, EN PLUS, MÉTRITE ET ALLONGEMENT HYPERTROPHIQUE DU COL :

Faire 1° le CURETTAGE DE L'UTÉRUS (voir métrite hémorrhagique) ;

2° L'AMPUTATION DU COL :

Soins préopératoires : la veille de l'opération : nettoyage antiseptique vulvo-vaginal ; pansement vaginal à la gaze iodoformée ; purgatif ;

Le matin même (de bonne heure) : grand lavement boriqué.

Technique : anesthésie *générale* : (éther, chloroforme), *partielle* : (cocaïnique lombaire); mettre la malade en position de la taille; (voir *positions gynécologiques*) ;

Faire une injection vaginale antiseptique (sublimé à 0,25 c. p. 1000);

Introduire dans le vagin et faire maintenir par un aide deux valves courtes (antérieure et postérieure);

Saisir la lèvre antérieure du col avec une pince de Museux;

Fendre, d'un coup de forts ciseaux, jusqu'au niveau des culs-de-sac latéraux, d'abord la commissure droite, puis la commissure gauche du col;

Avec la pince de Museux, soulever la lèvre antérieure

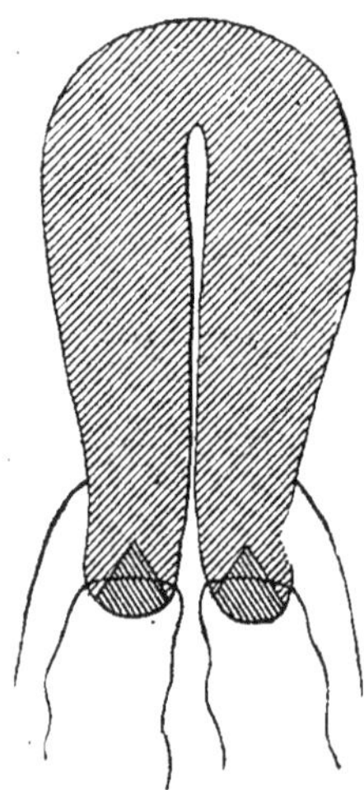

Fig. 50. — Amputation biconique du col (Simon Markwald).

et faire, au bistouri, sur la face utérine de cette lèvre, bien exposée, une incision transversale se dirigeant vers la profondeur en obliquant de bas en haut, et s'arrêtant à mi-épaisseur de la lèvre cervicale;

Abaisser alors la lèvre antérieure (toujours saisie par la pince) de façon à exposer sa face vaginale, et faire, de même, au bistouri, une incision transversale partant de la muqueuse externe, se dirigeant vers la profondeur, en obliquant de bas en haut pour aller rejoindre la précédente (amputation à deux lambeaux de la lèvre antérieure) (fig. 50) ;

Suturer aux crins de Florence les deux lambeaux de la lèvre antérieure, en faisant cheminer l'aiguille au-dessous de la surface cruentée ; section des fils.

Agir de même sur la lèvre postérieure.

Soins postopératoires : irrigation vaginale antiseptique (sublimé à 1 p. 4000), pansement vaginal à la gaze iodoformée.

Faire le 1er pansement 3 jours plus tard et laver, dès lors, le vagin, deux fois par jour, au sublimé à 1 p. 3000 ;

Enlever les fils au 8e jour ; lever le 15e.

3° L'ÉLYTRORRAPHIE ANTÉRIEURE (voir cystocèle).

4° La COLPOPÉRINÉORRAPHIE POSTÉRIEURE (voir déchirures du périnée).

III. — COMME POUR I OU II, MAIS SANGLE PÉRINÉALE SUFFISANTE (très rare).

Traitement comme pour I et II (*sauf colpopérinéorraphie postérieure*) et, en plus :

HYSTÉROPEXIE ABDOMINALE (voir rétroversions).

IV. — PROLAPSUS DU 2ᵉ DEGRÉ ; FEMME AGÉE (aux environs
de la ménopause ou ménopausée).

HYSTÉRECTOMIE VAGINALE (fig. 51).

Si contre-indications opératoires (cœur, poumons,
reins...) : tamponnement vaginal ; pessaires, hystérophores (voir VI-2°).

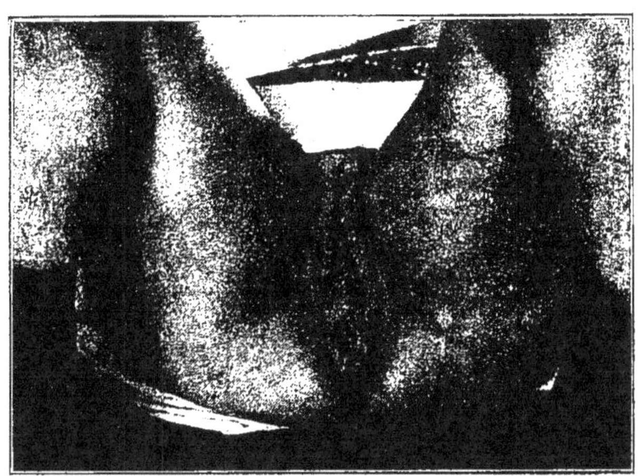

Fig. 51. — Prolapsus utérin (2ᵉ degré).

V. — PROLAPSUS DU 3ᵉ DEGRÉ (COMPLET) ; FEMME JEUNE

Faire un CURETTAGE (métrite), une AMPUTATION DU
COL (s'il y a allongement hypertrophique vérifié à l'hystéromètre), une COLPORRAPHIE ANTÉRIEURE (cystocèle),
une COLPOPÉRINÉORRAPHIE POSTÉRIEURE ; enfin, s'il y
a lieu (rétroflexion) : HYSTÉROPEXIE ABDOMINALE (voir
rétroversions).

Si échecs successifs : COLPOHYSTÉRECTOMIE VAGI-
NALE !

VI. — COMME POUR V ; MAIS FEMME AGÉE (aux environs de la ménopause ou ménopausée).

a) Prolapsus irréductible : COLPOHYSTÉRECTOMIE VA-
GINALE ,

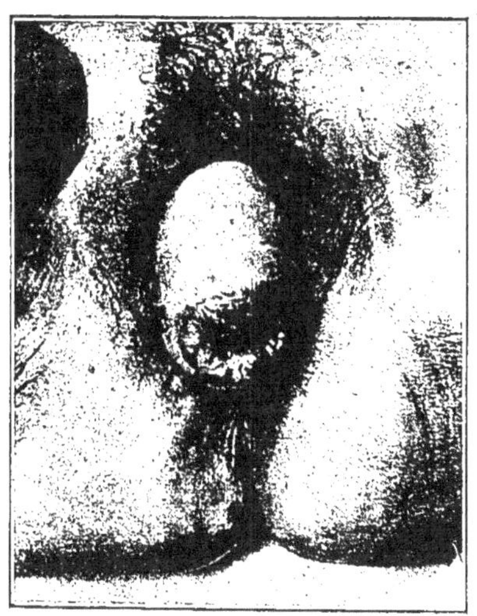

Fig. 52. — Prolapsus complet de l'utérus.

b) Prolapsus réductible : *absence de contrindications
opératoires* : COLPOHYSTÉRECTOMIE VAGINALE ;
Il existe des contrindications opératoires (cœur, poumons, reins...) :
1° **Réduire le prolapsus** : après quelques jours de position horizontale, de massages de la tumeur, de bains de
siège chauds (pour décongestionner les parties herniées),
et après évacuation de la vessie et du rectum :

DE ROUVILLE. — Consultations gynécologiques.   12*

Mettre la malade en position genu-pectorale ; (voir *positions gynécologiques*) ;

Embrasser de la main gauche la partie supérieure et, de la main droite, la partie inférieure du prolapsus ;

Comprimer *circonférentiellement* la tumeur et, en même temps, la refouler *en haut et en avant* vers l'excavation, en ayant bien soin de faire rentrer les premières, les parties les plus voisines de la vulve (embrassées par la main gauche).

2° **Maintenir réduit** : hystérophores (de Cutter, de Borgnet...), pessaires ; ceintures abdominales (pour supprimer la pression intestinale).

PRURIT VULVAIRE

Eléments étiologiques : Avec ou sans manifestations objectives. *Prurit symptomatique* ; herpès, leucoplasie, eczéma, erythème par écoulements vaginaux, utérins (métrites, néoplasmes) ; affections annexielles (examen direct) ? *Prurit idiopathique* : rechercher le diabète, l'arthritisme, l'herpétisme, l'hystérie, la ménopause, la grossesse (interrogatoire) ;

Nombreuses théories pathogéniques : (origine microbienne ; névrose spéciale ; sclérose progressive des nerfs ; origine centrale.....)

Signes cliniques : Sensation de démangeaison, de cuisson, de brûlure, exagérée ou provoquée par la chaleur du lit ; continue, irrégulièrement intermittente ou à paroxysmes ; souvent accrue ou provoquée par les périodes menstruelles, la grossesse, — généralisée à toute la vulve ou localisée (clitoris, grandes lèvres); besoin impérieux de se gratter, auquel on ne saurait résister ; excoriations consécutives aux écorchures mécaniques ainsi produites ; habitudes d'onanisme secondaires, pouvant entraîner à la longue l'apparition de troubles nerveux graves (amaigrissement, neurasthénie, aliénation mentale).

I. — PRURIT DE CAUSE GÉNÉRALE

A. **Diabète** (le traiter) : s'abstenir de tout aliment sucré ; boire de la bière, du lait et de l'eau à volonté ; pain de gluten, pain de Pavy (farine d'amandes); ne pas proscrire absolument les féculents, les pommes de terre, le pain ordinaire (croûte); conseiller un régime ni trop sévère, ni sévère d'emblée (Dieulafoy). Antipyrine, arsenic, médication alcaline. Bains, douches, frictions ; exercice modéré. Opothérapie hépatique ?

B. **Arthritisme** (le traiter) : s'abstenir d'alcool, de mets épicés, de viandes noires, de crustacés.... ; boissons alcalines ; bains alcalins, tièdes et courts.... Liqueur de Fowler ; cacodylate de soude. Iodure de sodium à doses faibles et prolongées (de 20 à 30 centigrammes pendant plusieurs mois). Conseiller Néris, Royat, Saint-Sauveur, La Bourboule.

Soins minutieux de propreté vulvaire (lavage à l'eau bouillie, à l'eau blanche, à l'eau boriquée 4 0/0, au sublimé à 1/4000, etc.)

Badigeonner la région, avec la solution de cocaïne à 1/10 ; ou bien, appliquer sur la vulve de la vaseline phéniquée à 3 0/0.

S'il existe éruptions vulvaires : Les traiter comme pour II (A-B).

II. — PRURIT DE CAUSE LOCALE

A. **Herpès** (vésicules, ulcérations) :

a) Lotions à l'eau blanche ou à l'eau vinaigrée, chaudes ;

Ou encore, lotions avec sulfate de zinc à 1/50 ;

Appliquer, après lotions, vaseline boriquée, et saupoudrer avec :

<pre>
Oxyde de zinc, calomel. .   .   .   .   .   .   āā 1 gr.
Sous-nitrate de bismuth .   .   .   .   .   .   3 gr.
</pre>

b) Après disparition de tout phénomène inflammatoire (grattage) : lotionner, deux fois par jour, avec :

<pre>
Acide phénique. .   .   .   .   de   0,50 c. à 1 gr.
Acétate de morphine .   .   .   .   0,40 c.
Acide cyanhydrique médicinal à 1/100 de   3 à 10 gr.
Glycérine .   .   .   .   50 gr.
Eau .   .   .   . 120 gr.
</pre>

« Laver, sécher, poudrer avec la poudre isolante ; ou interposer entre les parties malades, un tampon de ouate imbibée de cette solution. » (Brocq).

B. Hypertrophies cutanées de la région vestibulaire ; (condylomes acuminés) :

Cautériser au thermocautère ou exciser aux ciseaux, après anesthésie locale au chlorure d'éthyle ou à la cocaïne (solution à 1 0/0), et réunir par la suture les lèvres des plaies d'excision.

C. Lésions utérines, annexielles ; les traiter, comme il convient.

III. — PRURIT IDIOPATHIQUE

Appliquer sur toute la région, siège du prurit, de la vaseline phéniquée à 3 0/0.

Ou encore : badigeonner avec : glycérine au tanin 3 p. 10

Ou encore : lotions mercurielles avec :

Bichlorure de mercure	2 grammes
Alcool.	10 —
Eau de roses.	40 —
Eau distillée	450 —

« Répéter, avec ce liquide pur, les lotions matin et soir, de la manière suivante : après avoir fait un lavage avec de l'eau tiède ordinaire, pour débarrasser la vulve des mucosités qui la recouvrent, et après avoir bien essuyé les parties avec un linge fin, les malades imbibent une petite éponge avec quelques grammes du liquide médicamenteux, et la promènent rapidement sur toute la surface des organes qui sont le siège de la démangeaison, de manière à les bien humecter. — Presque toujours une cuisson, une sensation de brûlure assez forte, est produite par l'application de ce médicament, et, pour se soulager, les malades devront se laver pendant quelques minutes avec de l'eau fraîche. Les lotions deviennent rapidement de moins en moins douloureuses ; la guérison est ordinairement rapide » (Tarnier).

Ou encore : « nettoyer à fond la région, siège du prurit, et les alentours ; laver, savonner, désinfecter à fond, avec le sublimé, la vulve, le vagin, le col utérin ; faire ce nettoyage soi-même, et avec les doigts. Terminer la séance en appliquant sur la vulve une légère couche de vaseline phéniquée à 3 ou 4 0/0. Refaire ce nettoyage au bout de quelques jours » (Ruge).

Cas rebelles : Scarifications linéaires quadrillées ; *ou* cautérisations superficielles au thermocautère (Brocq).

En cas d'insuccès : Résection des parties de la muqueuse ou de la peau, sièges de prurit, et réunion par sutures des lèvres de la plaie — (cette résection est un pis aller, et ne met pas toujours à l'abri des récidives).

IMPORTANCE DU TRAITEMENT GÉNÉRAL, MÉDICAL ET HYGIÈNIQUE, DANS TOUS LES CAS, SYMPTOMATIQUES OU IDIOPATHIQUES, DE PRURIT VULVAIRE.

PSEUDO-MÉTRITES (1)

Éléments étiologiques : *Absence totale d'infection* à l'origine des troubles utérins constatés (circonstance étiologique négative, *essentielle, sine quâ non*) ; *tempérament neuro-arthritique* (migraines, eczéma, douleurs articulaires, points névralgiques, varices, constipation, troubles gastriques, neurasthénie, relâchement des tissus fibreux, ptoses viscérales, tendances congestives.....) réalisant une dystrophie générale, cause essentielle des symptômes fonctionnels et physiques observés (congestion utérine primitive devenant, à la longue, sclérose dystrophique utérine). Apparition des accidents soit à la puberté, soit à la ménopause (20 ans, 45 ans).

Signes cliniques : Hypertrophie, sclérose, hémorrhagies, douleurs ; absence de lésions péritonéales, annexielles (trompes saines), fréquence de l'ovarite scléro-kystique ; spontanéité des accidents ; aucune élévation thermique n'en marque le début. Evolution progressive « depuis la simple tendance congestive de l'utérus, jusqu'à la sclérose dystrophique, nettement caractérisée, du gigantisme utérin avec ou sans fibromatose. » *Pseudo-métrite virginale* (tendance à la sclérose avec congestions utérines) : ménorrhagies, métrorrhagies, douleurs, leucorrhée non purulente, rétroversion mobile. *Pseudo-métrite hémorrhagique* (sclérose utérine avec télangiectasie) (voir métrites hémorrhagiques) : douleurs du bas-ventre, ménorrhagies, puis métrorrhagies profuses, absolument rebelles au curettage. *Pseudo-métrite douloureuse* (sclérose utérine avec ovaires scléro-kystiques) : « apparition

(1) Il faut que les praticiens sachent qu'avec les néoplasmes et les déviations, les *métrites vraies, microbiennes*, ne résument pas toute la pathologie utérine ; l'infection n'est pas à la base de tous les états morbides de l'utérus, susceptibles de jouer symptomatiquement la métrite. Cette notion pathogénique n'offre pas qu'un intérêt théorique ; elle a une haute portée pratique : traiter ces pseudo-métrites comme on traite les métrites infectieuses, c'est faire complètement fausse route, au grand détriment des malades ; curetter quand le curettage est indiqué, c'est fort bien ; autrement, c'est inutile ou dangereux.

Aussi n'ai-je pas hésité à consacrer à ce groupe morbide une consultation particulière, rédigée d'après les remarquables et récents mémoires de Richelot, Hepp, Siredey....

insidieuse en dehors des causes banales d'infection utérine ; douleurs localisées au niveau de l'utérus (souvent hypertrophié et en rétro-déviation mobile) et des ovaires, persistant pendant plusieurs années, sans complications salpingiennes ou péritonéales d'aucune sorte, en dépit de la coïncidence fréquente de la sclérose kystique des ovaires avec la lésion utérine. » *Pseudo-métrite parenchymateuse simple* (sclérose utérine avec hypertrophie du col) : catarrhe glandulaire, sans complications annexielles ni péritonéales ; hypertrophie variable, mais régulière, du corps ; col gros (parfois énorme), dur, ligneux, sans ulcération ni ectropion muqueux. *Pseudo-métrite parenchymateuse hypertrophique* (gigantisme utérin ; sclérose utérine hypertrophique) : ménorrhagies de plus en plus abondantes, puis métrorrhagies continuelles, douleurs lombaires, leucorrhée intermittente ; anémie grave ; *examen bimanuel* : col volumineux dur ou mou (congestion), régulier, non ulcéré, sans ectropion, indolore ; rien dans les culs-de-sac non douloureux à la pression (sauf ovaires scléro-kystiques plus ou moins douloureux à la pression) ; corps très hypertrophié (ombilic) dans les sens vertical et transversal, dur, lisse, régulier, facile à mobiliser sans douleur ; *cathétérisme* : muqueuse lisse, régulière ; cavité utérine augmentée de volume (10-14 centimètres). *Sclérose utérine avec noyaux myomateux* (voir fibromes de l'utérus).

INDICATION FORMELLE : avant, pendant et après toute action thérapeutique directe sur les différentes formes anatomo-cliniques des pseudo-métrites, modifier, par une hygiène et un traitement médical appropriés, le terrain (neuro-arthritisme) sur lequel se développent et évoluent ces pseudo-métrites :

A. **Hygiène alimentaire :** insister sur le lait. Proscrire les alcools, les viandes marinées ou faisandées, les poissons de mer, les coquillages, les épices, les fromages forts..., et surtout les vins toniques et ferrugineux !

LES MALADES NE SONT ANÉMIQUES QUE PARCE QU'ELLES ONT DES PERTES SANGUINES (CONGESTION UTÉRO-OVARIENNE) ; ELLES N'ONT PAS DES PERTES PARCE QU'ELLES SONT ANÉMIQUES : D'OU NÉCESSITÉ DE TRAITER L'ÉTAT CONGESTIF POUR FAIRE CESSER LES PERTES ET, A LEUR SUITE, L'ANÉMIE) :

B. **Hygiène générale** : *hydrothérapie* : grand bain chaud alcalin tous les deux jours, et, les jours intercalaires, lotion froide, frictions avec drap mouillé, douche froide en pluie ou en jet brisé, ou tiède, ou chaude, ou écossaise (suivant l'aptitude plus ou moins grande de la malade à réagir).

Frictions sèches sur tout le corps le matin, en se levant, le soir, en se couchant;

Eviter la constipation (podophyllin, cascarine...);

C. **Cures thermales:** *a) éréthisme nerveux, névralgie utéro-ovarienne :* Eaux thermales simples, très faiblement minéralisées : Néris, Bains, Plombières, Luxeuil, Ragatz..... ;

b) Pléthore, insuffisance des échanges organiques : Châtel-Guyon (bicarbonatées chlorurées chaudes), Vals, Vichy, Pougues, Royat..... ;

En dehors des saisons d'Eaux, faire suivre de temps en temps une petite cure alcaline, en employant à tour de rôle, 8 à 10 jours par mois, l'eau de Vichy et les eaux lithinées de Royat ou de Santenay (Siredey).

I. — **PSEUDO-MÉTRITE VIRGINALE** : règles abondantes, vives douleurs, leucorrhée non purulente.

A. **Condamner la malade au repos absolu au lit pendant toute la période menstruelle;**

Faire deux fois par jour (matin et soir) une irrigation vaginale abondante (5-10 litres) dans le décubitus horizontal, avec de l'eau bouillie très chaude (45°), sous faible pression ;

Lavements chauds (1/4 de lavement, eau très chaude (45°) avec 5 à 6 gouttes de laudanum) ;

Donner 3 à 4 fois par jour, dans un peu d'eau, de 15 à 20 gouttes de teinture d'hydrastis canadensis ;

Dans l'intervalle des ménorrhagies : tampons glycérinés sur le col ; massage utérin.

Si les douleurs sont très vives : faire sur le ventre des applications de Priessnitz (envelopper le ventre et le bassin de serviettes trempées dans de l'eau salée, maintenues constamment humides) ;

Lavements laudanisés ; suppositoires belladonés ;

Donner 2 fois par jour, dans un peu d'eau, 20 gouttes de :

$$\left.\begin{array}{l}\text{Teinture de viburnum prunifolium} \\ \text{Teinture de piscidia}\end{array}\right\} \, \bar{a}\bar{a} \text{ 15 grammes}$$

En cas d'échec de A suffisamment prolongé (Ménorrhagies de plus en plus abondantes ; douleurs vives persistantes ; vie en danger ou intolérable) :

B. Intervention chirurgicale conservatrice :

a) DILATATION DU COL : exploration de la cavité utérine ; excision de la muqueuse cervicale par le procédé de Bouilly (voir endométrite cervicale glandulaire) ;

En cas d'échec : b) LAPAROTOMIE : exploration des ovaires : ignipuncture, résection partielle des ovaires polykystiques ;

En cas d'échec (pis-aller) : HYSTÉRECTOMIE VAGINALE avec ablation des annexes.

II. — PSEUDO-MÉTRITE HÉMORRAGIQUE

Traitement comme pour I-A.

En cas d'échec bien constaté : intervention chirurgicale conservatrice :

a) LIGATURE DES ARTÈRES UTÉRINES :

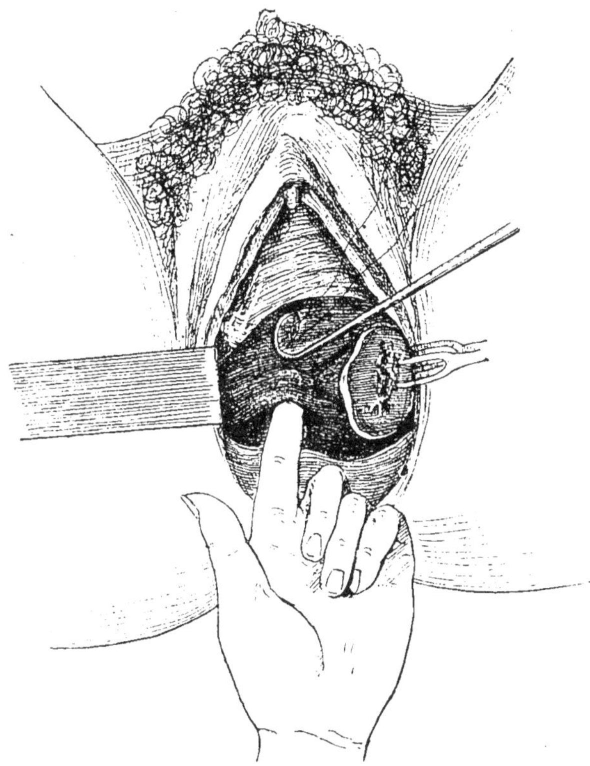

Fig. 53. — Ligature des artères utérines (Bonnet et Petit).

Technique : malade en position de la taille, (voir *positions gynécologiques*), anesthésiée ;

Valves vaginales courtes, antérieure et postérieure, découvrant bien le col et tenues par un aide ;

Saisir avec une pince de Museux la lèvre antérieure du col utérin, et abaisser l'organe, le plus possible, vers la vulve ;

Faire, au bistouri, une incision circulaire, autour du col, et deux incisions latérales libératrices, à droite et à gauche, longues de 2 centimètres environ et parallèles au bord inférieur des ligaments larges ;

Décoller, avec l'index droit, la vessie en avant, le rectum en arrière, jusqu'aux culs de sac péritonéaux antérieur et postérieur, exclusivement ;

Passer la valve antérieure au-dessous de la vessie décollée, pour la maintenir refoulée en haut et en avant ;

Entre le pouce et l'index de la main gauche, saisir, tout contre le bord de l'utérus, la base du ligament large gauche, sentir battre entre ces doigts l'artère utérine et ses branches ;

Avec l'aiguille mousse de Cooper, tenue de la main droite (un aide a déjà saisi la pince de Museux et maintient l'utérus abaissé), passer du cul-de-sac antérieur au cul-de-sac postérieur, une anse de fil de soie, traversant la base du ligament large gauche tout près du bord de l'utérus et au-dessus du niveau de l'artère utérine (dont les battements sont sentis par l'index gauche placé en arrière des vaisseaux) ;

Lier ce fil de soie tout contre le bord de l'utérus, et le couper ras ;

Lier de même, en perforant d'arrière en avant la base du ligament large, l'artère utérine et ses branches du côté opposé (fig. 53).

Suture au catgut des culs-de-sac vaginaux ;
Pansement vaginal à la gaze iodoformée.

En cas d'échec : (continuation des hémorrhagies graves) : *b)* HYSTÉRECTOMIE VAGINALE.

III. — PSEUDO-MÉTRITES DOULOUREUSES

a) Femme encore éloignée de la ménopause : traitement comme pour I ;

b) Femme près de la ménopause ou ménopausée : faire L'HYSTÉRECTOMIE VAGINALE d'emblée.

IV. — PSEUDO-MÉTRITES PARENCHYMATEUSES (ménorrhagies, leucorrhée, utérus hypertrophié (col et corps), rétroversion, douleurs) :

a) Femme jeune : 1° AMPUTATION SUS-VAGINALE DU COL :

Technique : comme pour *a)* II ; mais lier les artères utérines et leurs branches, loin des bords utérins ;

Ces ligatures faites et les fils coupés ras, sectionner aux ciseaux les tissus, entre ces ligatures et les bords de l'utérus ; sectionner ensuite, aux ciseaux, le col, à droite et à gauche, pour le diviser en 2 lèvres (antérieure et postérieure) ;

Saisir la lèvre antérieure avec une pince de Museux, et l'exciser à sa base, transversalement, au bistouri ;

Agir de même sur la lèvre postérieure du col ;

Suturer au catgut les culs-de-sac vaginaux antérieur et postérieur aux parties correspondantes du moignon utérin, de telle façon que la surface de section de la paroi vaginale s'applique, après sutures, sur la surface de section de la muqueuse utérine ;

Placer un drain dans l'orifice utérin et panser le vagin à la gaze iodoformée.

2° RACCOURCISSEMENT DES LIGAMENTS RONDS (si rétroversion), ou HYSTÉROPEXIE ABDOMINALE (voir rétrodéviations).

b) Femme près de la ménopause ou ménopausée : faire l'HYSTÉRECTOMIE VAGINALE d'emblée.

V. — PSEUDO-MÉTRITES PARENCHYMATEUSES HYPERTROPHIQUES (gigantisme utérin)

Faire l'HYSTÉRECTOMIE VAGINALE d'emblée (opérations atrophiques le plus souvent insuffisantes !)

RÉTROVERSIONS UTÉRINES

Eléments étiologiques : I. — Rétroversions simples et mobiles. — A. *Lever prématuré après l'accouchement ou l'avortement* : Utérus en subinvolution, gros, lourd ; le fond (relâchement des ligaments ronds) s'incline en arrière ; le col (relâchement des ligaments utéro-sacrés) se dirige en avant ; déviation utérine maintenue et accentuée par la pression des anses intestinales ; utérus abaissé ou non (plancher vagino-périnéal suffisant ou insuffisant). B. *Neuro-arthritisme* produisant congestion et sclérose utérine (Richelot) qui alourdissent l'organe, relâchant les ligaments fibreux, déterminant l'ovarite-scléro-kystique, chez jeunes filles vierges et jeunes femmes, *indemnes de tout passé infectieux.*

II. — Rétroversions complexes et adhérentes. — Infection annexielle (gonococcique, puerpérale) ; salpingite, salpingo-ovarite, adhérences péritonéales secondaires, paramétrite postérieure.

Signes cliniques : I. — Rétroversions mobiles. — a) *physiques ;* *toucher vaginal* : corps senti dans le cul de sac postérieur (tumeur lisse, régulière, globuleuse, souvent douloureuse au toucher (endométrite ou névralgie) ; col senti en avant, sous la symphyse (souvent atteint de métrite cervicale parenchymateuse, de dégénérescence scléro-kystique) ; *palpation bimanuelle* : on ne trouve pas le fond de l'utérus à sa place habituelle ; *toucher rectal* corrobore les renseignements précédents ; *hystérométrie* (prudente et aseptique !) rarement indiquée (cas douteux). Réductibilité. b) *fonctionnels* souvent nuls (femmes âgées) ; sensation de pesanteur dans le bassin, tiraillement dans les aines ; douleurs (parfois vraies crises névralgiques) le plus souvent peu vives mais persistantes, continues, dans le bas-ventre, au niveau du sacrum (coccygodynie) ; pression sur le rectum, au niveau de l'anus ; douleur non soulagée, parfois accrue, par le décubitus horizontal ; la malade, instinctivement, dort sur le ventre ; nécessité de se reposer après courtes marches, stations debout un peu prolongées ; coït souvent douloureux, parfois impossible ; règles normales, ou prolongées, abondantes, douloureuses (dysménorrhée). c) *généraux* : neuro-arthritisme (migraines, névralgies, dilatation de l'estomac, atonie intestinale, constipation, neurasthénie).

II. — Rétroversions *faussement irréductibles* (coïncement de l'utérus au niveau de la courbure sacrée) ; irréductibilité apparente ; pas d'adhérences postérieures ; réductibilité par massage, par l'hystéromètre.

III. — Rétroversions complexes et adhérentes. — a) *Signes physiques* : Utérus gros, enflammé (métrite), très douloureux (chloroformisation nécessaire à l'exploration) ; impossibilité *(irréductibilité)* de le séparer du rectum par les tentatives de redressement ou par l'hystéromètre ; parfois (rétrodéviation mobilisable), redressement possible, total ou partiel. b) *fonctionnels* : comme pour I et, en plus, signes de métrite, salpingo-ovarites ; dans quelques cas rares, rétrodéviation adhérente guérie (plus d'inflammation, partant, plus de douleurs, malgré la persistance de la déviation). c) *généraux* : comme pour I.

I. — RÉTROVERSIONS MOBILES

Nécessité d'un diagnostic bien précis de la mobilité utérine. « Faire, avec l'hystéromètre, une tentative bien prudente de réduction, pendant qu'un doigt, introduit dans le cul de sac postérieur, constate l'absence de tension et de tiraillement des parties voisines, suit le délogement de la face postérieure de l'utérus et s'enfonce dans la place laissée libre par le redressement de cet organe » (Bouilly).

A. — Rétroversion mobile, sans métrite ; plancher vagino-périnéal résistant

1° Réduction de la déviation : « Nécessité d'une correction complète de la déviation » :

a) RÉDUCTION AVEC L'HYSTÉROMÈTRE (prudence et asepsie !) (fig. 54).

Technique : coucher la femme sur le côté gauche, la cuisse droite fortement fléchie ;

Avec l'index gauche introduit dans le vagin, repérer l'orifice du col ;

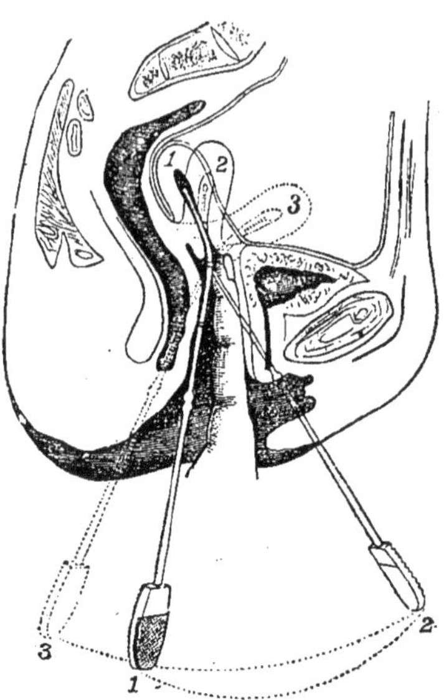

Fig. 54.— L'utérus est remis en place au moyen de la sonde ; 1, 2, 3, positions successives de la sonde et de l'utérus (Hart et Barbour).

Sur ce doigt comme conducteur, introduire, de la main droite, l'hystéromètre dans la cavité utérine, la concavité tournée vers le sacrum ;

Retourner alors l'instrument (concavité en avant) et en diriger le manche en arrière, vers la fourchette.

b) S'il s'agit du gros utérus lourd, congestionné, névralgique, de l'arthritique nerveuse, combiner le MASSAGE méthodique et régulier à la RÉDUCTION BIMANUELLE : fig. 55 et 56 :

Anesthésie presque indispensable ;

Technique : coucher la femme sur le dos ;

Introduire dans le vagin l'index et le médius gauches, jusque dans le cul de sac postérieur ;

Sentir, soulever et refouler en avant la face postérieure du corps utérin ;

Avec les quatre derniers doigts de la main droite, déprimant la paroi abdominale, saisir le fond de l'uté-

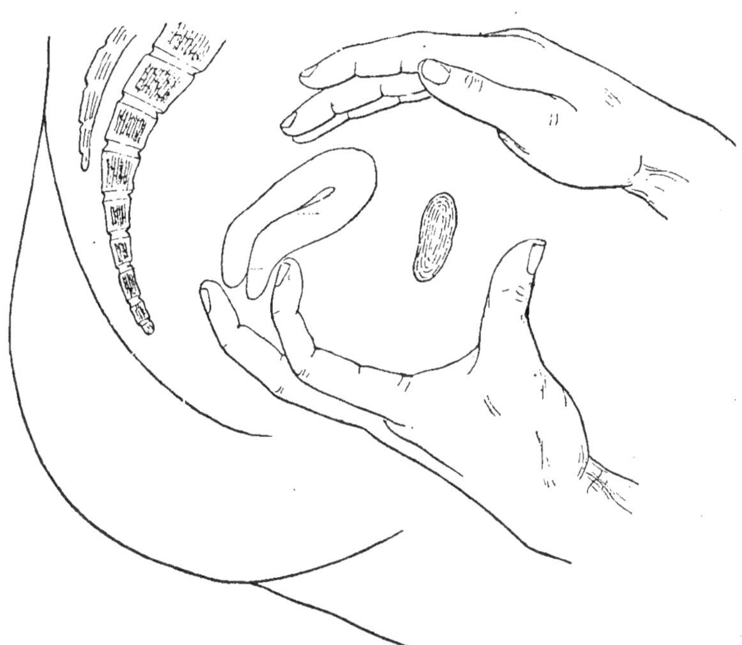

Fig. 55. — Réduction manuelle de la rétrodéviation mobile.
Procédé de Schultze : 1er temps

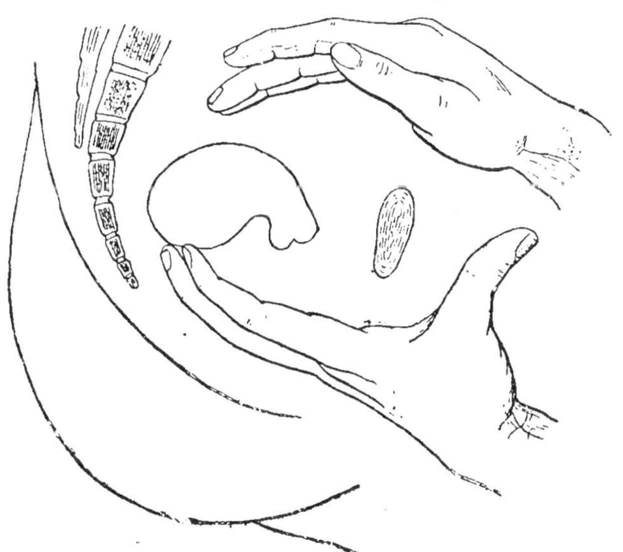

Fig. 56. — Réduction manuelle de la rétrodéviation mobile.
Procédé de Schultze : 2e temps

rus et le ramener en arrière du pubis, tandis que les deux doigts vaginaux, abandonnant le cul de sac postérieur, se portent dans le cul de sac antérieur, et refoulent le col en arrière.

2° MAINTIEN DE LA RÉDUCTION : PESSAIRES « ils ne maintiennent la correction qu'en tendant la paroi vaginale, surtout au niveau du cul de sac postérieur ».

Choix du pessaire : Pessaire de Hodge modifié (Bouilly). (fig. 57). « Sa partie postérieure doit être fortement relevée

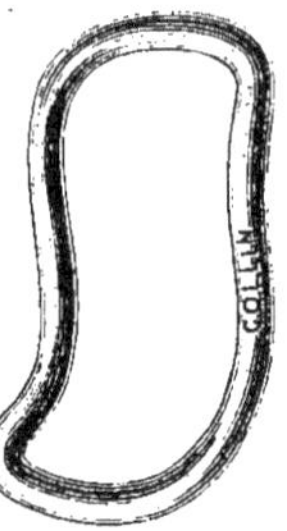

Fig. 57.— Pessaire-levier, genre Hodge.

de manière à représenter un véritable dossier ; ses branches doivent être écartées en arrière, suivant une courbure spéciale, de manière que la partie postérieure de l'instrument soit sensiblement plus large que l'antérieure»;

Se servir du pessaire en caoutchouc durci ;

Employer les pessaires n°ˢ 6, 7 ou 8, suivant les dimensions du vagin (numéro intérieur indiquant le diamètre antéro-postérieur de l'instrument).

Mode d'introduction : « Introduire le pessaire obliquement dans le sens du grand axe de la vulve, le faire glisser de champ dans le vagin ; le retourner alors horizontalement, de façon que la partie la plus évasée soit placée dans le cul de sac postérieur, et la partie la plus étroite en avant » (face postérieure du pubis).

RECOMMANDATION TRÈS IMPORTANTE : « Le pessaire doit être poussé dans le vagin et jusque dans le cul de sac postérieur, pendant que l'hystéromètre, introduit dans la cavité utérine, maintient la correction. »

Soins consécutifs : Injection vaginale antiseptique quotidienne ;

Huit jours après l'application : retirer le pessaire, le nettoyer et vérifier la situation de l'utérus :

a) *Utérus en bonne position* : remettre le même pessaire ;

b) *Utérus rétrodévié* : réduire à nouveau l'organe avec l'hystéromètre et placer un pessaire de numéro supérieur.

Tous les 3 mois : nettoyage du pessaire et contrôle de la correction utérine.

Garder le pessaire de 8 à 12 mois environ, pour guérison complète ;

Si une grossesse survient : le retirer au 3ᵉ mois (Bouilly).

Ceinture abdominale (soutient les anses intestinales et s'oppose à leur pression sur l'utérus) : en combiner l'action à celle des pessaires.

B. — Rétroversion mobile, plancher vagino-périnéal résistant, lésions métritiques (endométrite, métrite cervicale parenchymateuse, dégénérescence sclérokystique) :

1° *Traiter la métrite* : curettage, amputation du col, etc...

2° *Traitement* comme pour A..

C. — Rétroversion mobile, plancher vagino-périnéal insuffisant, avec ou sans lésions métritiques :

1° *Restaurer le périnée :* colpopérinéorraphie, et trai-

DE ROUVILLE. — Consultations gynécologiques..   13*

ter, s'il y a lieu, dans la même séance, la métrite (comme pour 1° B) ;

2° *Traitement comme pour A*, s'il est nécessaire, (la colpopérinéorrhaphie et le traitement de la métrite pouvant, dans certains cas, suffire à améliorer, sinon à faire disparaître, tous les symptômes de la rétrodéviation).

D. — Rétrodéviation comme pour A, B, C, mais pessaire inapplicable (*étroitesse de la vulve, rétroflexion irréductible, etc.*), **ou intolérable :**

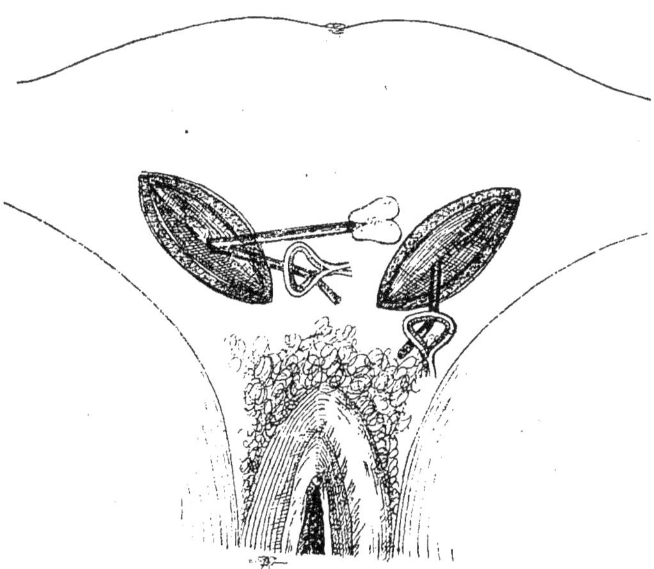

Fig. 58. — Raccourcissement extra-péritonéal des ligaments ronds : du côté gauche, la sonde cannelée, introduite dans le canal inguinal, dégage le ligament correspondant ; du côté droit, le ligament est déjà suturé aux piliers (S. Bonnet et P. Petit).

a) Période d'activité génitale : OPÉRATION D'ALQUIÉ-ALEXANDER (ne compromet en rien la grossesse et l'accouchement) (fig. 58).

Technique : 1° *Recherche des ligaments :* faire, à partir de l'épine du pubis, bien repérée, une incision de 5 à 6 centimètres, parallèle au canal inguinal ;

2° *Dénuder avec soin l'aponévrose d'enveloppe du grand oblique* et ouvrir le canal inguinal en incisant le feuillet aponévrotique antérieur du grand oblique ;

3° *Isoler le ligament rond* (qui se présente sous la forme d'un cordon cylindrique), bien exactement, avec la pince à disséquer à griffes et la sonde cannelée, jusqu'à l'orifice inguinal profond ;

Exécuter les temps 1°, 2° et 3° du côté opposé.

4° *Redresser l'utérus :* tirer sur la portion isolée des ligaments ronds jusqu'à ce que l'on sente le fond de l'utérus au niveau de la région sus-pubienne.

Si l'utérus ne vient pas aisément : le redresser à l'aide de l'hystéromètre, par le vagin ;

5° *Résection des ligaments :* exciser d'un coup de ciseaux toute la portion des ligaments ronds extériorisée par les tractions de (4°) ;

6° *Fixer le ligament et fermer la plaie :* 1° lier à la soie le pédicule du ligament rond et le fixer par un point de suture à l'aponévrose du grand oblique ;

2° Fermer le canal inguinal par un surjet au catgut ;

3° Suturer la plaie aux crins de Florence.

b) Aux environs de la ménopause : VAGINO-FIXATION DE DUHRSSEN (susceptible de compromettre la grossesse et l'accouchement),

ou mieux : opération de Dührssen MODIFIÉE PAR RICHELOT (laissant libre le fond de l'organe) :

Technique : Attirer le col à la vulve avec une pince à traction (fig. 59) ;

Inciser transversalement le cul-de-sac antérieur du vagin et prolonger l'incision sur les culs-de-sac latéraux ;

Détacher aux ciseaux, avec soin, l'insertion vaginale, jusqu'au cul-de-sac péritonéal, et ouvrir largement ce dernier ;

Apercevoir bien nettement au fond de la plaie du cul-de-sac antérieur, la surface péritonéale de l'utérus ;

Saisir l'utérus avec une pince-érigne, à deux centimèt.

au-dessus de l'isthme, l'attirer en avant (enlever la pince
à traction pour laisser le col se porter en arrière); l'utérus bascule et s'applique dans l'aire de la plaie vaginale,
mais son fond reste caché (fig. 60);

Saisir dans une pince à disséquer la lèvre supérieure
de l'incision dans sa moitié gauche (à droite de l'opérateur) et à quelque distance de la ligne médiane, et y enfoncer l'aiguille courbe, armée d'un fil de catgut (fig. 60);

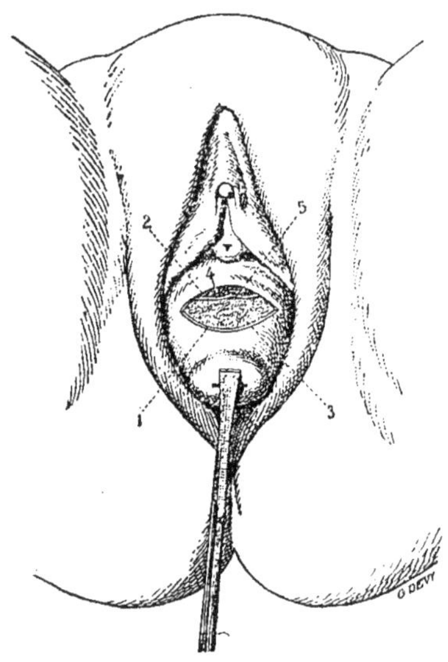

Fig. 59. — Vagino-fixation (procédé de Richelot). 1er temps.

1. Plaie vaginale, lèvre inférieure. — 2. Plaie vaginale, lèvre supérieure.— 3. Tissu paramétritique.— 4. Surface péritonéale de l'utérus.
— 5. Plaie péritonéale, lèvre inférieure.

Faire cheminer cette aiguille transversalement dans la
paroi antérieure de l'utérus, et au-dessous de la région
des cornes utérines;

Sortir symétriquement dans la moitié droite de la même
lèvre; voilà pour le 1er fil.

Placer de même le 2e et le 3e fil de catgut (au-dessus
de l'isthme).

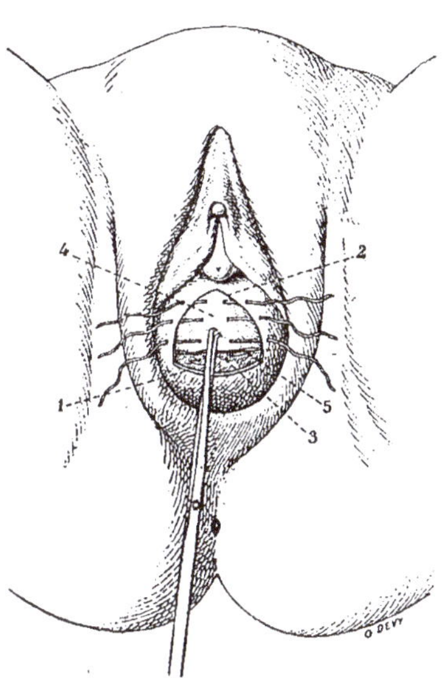

Fig. 60. — Vagino-fixation (procédé de Richelot).
2e temps ; pour les chiffres se reporter à la fig. 59.

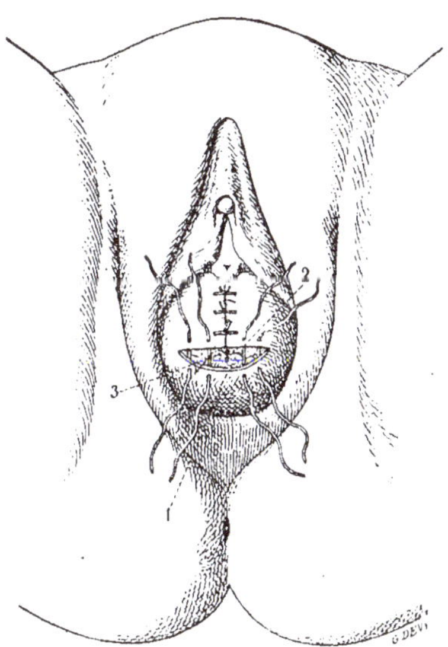

Fig. 61. — Vagino-fixation (procédé de Richelot).
3e temps ; pour les chiffres se reporter à la figure 59.

Serrer les 3 fils et achever la réunion par quelques points de suture » (fig. 61).

E. — Rétroversion mobile compliquée de lésions ovariennes (kystes folliculaires, kystes du corps jaune, kyste sous-tubaire du ligament large, etc...)

a) Femmes jeunes : 1° LAPAROTOMIE et, *autant que possible*, traitement conservateur (Pozzi) des lésions ovariennes : résection, ignipuncture....

2° HYSTEROPEXIE ABDOMINALE.

Si *ablation bilatérale ou même unilatérale des annexes nécessaire :* hystéropexie inutile (utérus suffisamment fixé par pédicule annexiel) ;

b) Femmes âgées : HYSTÉRECTOMIE VAGINALE (lésions bilatérales des annexes).

II. — RÉTROVERSION FAUSSEMENT IRRÉDUCTIBLE

(Enclavement de l'utérus au niveau de la courbure sacrée) :

Réduction par le massage, ou mieux et plus rapidement, à l'aide de l'hystéromètre.

III. — RÉTROVERSIONS COMPLEXES, ADHÉRENTES

A. — Utérus retenu en arrière par adhérences celluleuses, minces, extensibles :

1° Massage (Thure Brandt) (voir ce mot) et gymnastique gynécologique ; injections vaginales, irrigations rectales très chaudes (45°) ;

2° Pessaire (voir I A 2).

B. — Rétroversions fixes (échec des manœuvres douces de réduction bimanuelle, en position genu-pectorale, et en position de Sims, exécutées sans puis avec anesthésie) :

a) Rétroversions fixes « *lésions de guérison* » (Pozzi) (disparition des phénomènes inflammatoires, annexiels et utérins) : à respecter.

b) Rétroversions douloureuses, annexites en évolution, utérus quasi-normal :

Chez femmes jeunes : 1° LAPAROTOMIE, examen des annexes et, si possible, opération conservatrice (résection, ignipuncture, salpingostomie) ; sinon, ablation unilatérale ou bilatérale des annexes ;

2° HYSTÉROPEXIE ABDOMINALE (à moins qu'après l'ablation uni ou bilatérale des annexes, l'utérus se trouve, de ce fait, suffisamment redressé) :

Technique (procédé de Terrier) : 1° placer, avec l'aiguille de Reverdin, un fil de soie, longitudinalement, dans le fond de l'utérus, en pénétrant un peu dans son tissu (pour maintenir et fixer en avant l'utérus pendant les sutures) ;

Passer obliquement un gros catgut, d'abord à gauche, à travers les lèvres de l'ouverture de la plaie abdominale, la peau exceptée (fig. 62) ;

Le faire ressortir dans le péritoine et le conduire de gauche à droite, en le faufilant dans l'épaisseur même du tissu utérin, au niveau de la réunion du col et du corps ;

Le passer ensuite dans la lèvre droite de l'ouverture abdominale, toujours peau exceptée ;

Placer deux pinces à pression aux deux extrémités de ce fil ;

Passer de même un deuxième puis un troisième fil de gros catgut, l'un vers le milieu du corps, l'autre très près du fond ;

Lier les fils de bas en haut ;

Enlever le fil de soie du fond de l'organe (qui ne servait qu'à fixer l'utérus pendant les sutures) ;

Refermer la plaie abdominale.

Aux environs de la ménopause : HYSTÉRECTOMIE VAGINALE.

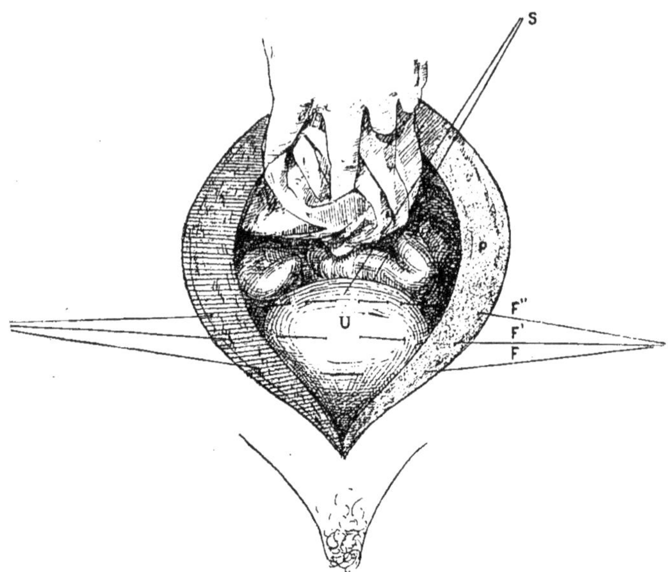

Fig. 62. — Gastro-hystéropexie : procédé de F. Terrier. U, utérus ;
F, F', F", fils fixateurs (anses avec points passés) ; S, fil de soie des-
tiné à amener l'utérus en avant pendant l'opération et à le maintenir ;
P, paroi abdominale (Dumont).

*c) Lésions annexielles éteintes, utérus volumineux,
métrite parenchymateuse, gros col d'Emmet, insuffisance
périnéale :*

Agir sur l'utérus : curettage, amputation biconique du
col ; opération de Bouilly, de Schrœder (suivant les cas :
voir métrites chroniques) ;

Agir sur le périnée : COLPOPÉRINÉORRHAPHIE.

En cas d'insuffisance des moyens précédents :

Femmes jeunes : HYSTÉROPEXIE ABDOMINALE (après
libération de l'utérus) ;

Femmes âgées : HYSTÉRECTOMIE VAGINALE.

*d) Lésions anciennes et profondes de l'utérus et des
annexes* : HYSTÉRECTOMIE VAGINALE.

RÉTROVERSION DE L'UTÉRUS GRAVIDE

Éléments étiologiques. — Avant le 4e mois (du 3e au 4e mois le plus souvent) ; multiparité (affaiblissement des ligaments) ; concavité exagérée de la face antérieure du sacrum ; saillie de l'angle sacro -vertébral ; adhérences par pelvi-péritonite ancienne (rétroversion existant avant la grossesse) ; fibromes de la paroi postérieure de l'utérus........ traumatismes : effort, coup, chute sur le ventre (rétroversion à début brusque).

Signes cliniques (fig. 63). — *Début*, 1o *lent* : douleurs dans le bas-

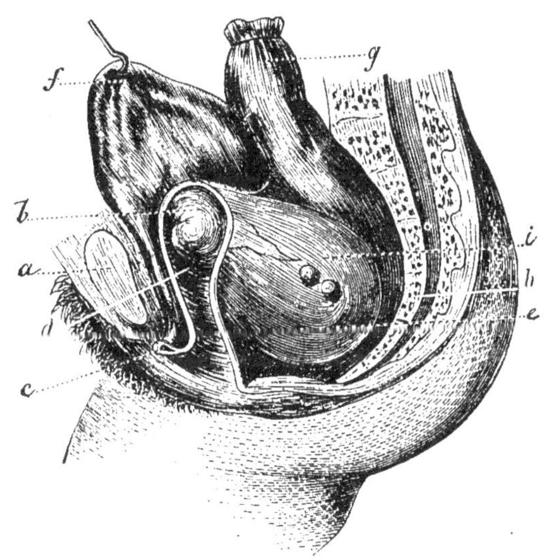

Fig. 63. — Rétroversion de l'utérus dans les premiers temps
de la grossesse.

a, pubis droit ; *b*, museau de tanche ; *c*, canal de l'urètre ; *d*, vagin ;
e, corps de l'utérus ; *f*, vessie dans son plus grand développement ; *g*,
rectum ; *h*, angle vertébral ; *i*, coupe de la trompe et du ligament de
l'ovaire gauche (Mme Boivin et Dugès).

ventre, tiraillements dans les aines et les lombes ; pesanteur dans le petit bassin avec ténesme rectal et vésical ; station debout, marche, de plus en plus pénibles : 2° *brusque* : douleur subite, très vive, avec sensation de craquement, de déchirure dans le bas-ventre. Rétention d'urine (tumeur hypogastrique, médiane, fluctuante, mate) ; constipation opiniâtre ; col parfois très haut, inaccessible. *Evolution* : réduction *spontanée*, totale, partielle (dilatation sacciforme de la paroi antérieure de l'utérus) (grossesse à terme, avortement ou accouchement prématuré), *chirurgicale* ; ou bien : enclavement (incarcération), et accidents graves : compressions veineuses (œdèmes de la vulve, des membres inférieurs...) ; cystite d'intensité variable, parfois gangréneuse, exfoliante ; rupture vésicale ; pyélonéphrite ascendante... rupture de la paroi postérieure du vagin, du périnée, du rectum.

I. RÉTROVERSION PEU ACCENTUÉE ; ACCIDENTS NULS OU TRÈS LÉGERS

Surveiller attentivement la vessie et le rectum :

Cathétérisme s'il y a lieu (prudent et aseptique !); lavements avec longue canule ;

Recommander à la femme de se placer, matin et soir, pendant un quart d'heure, sur son lit, en position genupectorale (réduction spontanée !) (voir *positions gynécologiques.*)

II. RÉTROVERSION PERSISTANTE, MALGRÉ I

Réduire l'utérus :

RÉDUCTION MANUELLE EN POSITION OBSTÉTRICALE *a)* : introduire dans le vagin deux doigts de la main gauche, jusque sur la face postérieure de l'utérus ;

Repousser cette face en haut et en avant (dans la direction d'un des diamètres obliques, pour contourner le promontoire) ;

Ramener en avant, pendant ces manœuvres, le fond de l'utérus, avec la main droite placée sur l'hypogastre ;

En cas d'échec de a) : *b)* : recommencer les mêmes manœuvres, mais *sous anesthésie* et en introduisant dans le vagin, non plus 2 doigts, mais *toute la main gauche* ;

En cas d'échec de b) : *c)* : mettre la femme en POSITION GENU-PECTORALE et tenter la réduction manuelle, en cette position ;

En cas d'échec de c) : *d)* : introduire dans le vagin un ballon de Champetier, le remplir d'eau, et le laisser à demeure 24 heures (réduction lente).

Après réduction par *a, b, c* ou *d* : maintenir la femme au lit pendant une dizaine de jours, en lui recommandant de ne pas se coucher sur le dos.

En cas d'échec de *d)* AVORTEMENT PROVOQUÉ :
Col accessible : introduire dans l'utérus une sonde mousse ;
Col inaccessible : ponction de l'utérus par le vagin ou par le rectum (!) (évacuation du liquide amniotique généralement suivie de l'avortement).

III. ACCIDENTS PRESSANTS D'ÉTRANGLEMENT OU ÉCHEC DES MÉTHODES PRÉCÉDENTES

LAPAROTOMIE suivie de réduction directe de l'utérus et d'HYSTÉROPEXIE ABDOMINALE (voir rétroversion utérine).

SALPINGITES SUPPURÉES KYSTIQUES
Pyosalpinx.

Eléments étiologiques : Métrites : *blennorrhagique* (gonocoque, (propagation par voie muqueuse), *puerpérale* (streptocoque seul ou associé au staphylocoque, (propagation par voie muqueuse ou lymphatique) ; infections : *tuberculeuse* (bacille de Koch (voie génitale ou circulatoire), *intestinale* (colibacille (propagation par lymphatiques des adhérences), *pneumococcique* (pneumocoque (voie sanguine)) ; associations microbiennes...

Signes cliniques : *a*) *objectifs* (palpation bimanuelle, toucher rectal) : tumeur globuleuse, de volume variable (noix, tête de fœtus), souvent bilatérale, adjacente au bord de l'utérus dont elle est séparée par un sillon parfois très net, ou située dans le cul-de-sac de Douglas, de consistance dure (épaississement des parois), rénitente, élastique, ou fluctuante (rarement), le plus souvent immobile (adhérences péritubaires avec poches de pelvipéritonite séreuse ou purulente) et plus ou moins douloureuse à la pression. (*Signes plus nets sous anesthésie :* (suppression de la contracture des muscles et de la douleur)) ;

b) *fonctionnels* : transformation purulente des lésions de salpingo-ovarite simple (antérieurement constatées chez la malade) passe très souvent inaperçue, vu absence fréquente des signes de suppuration (fièvre à exacerbations vespérales, douleurs lancinantes, altération des traits...)

Evolution : parfois aiguë, fébrile, souvent chronique ; état stationnaire avec crises aiguës de pelvipéritonite (voir ce mot) ; *ouvertures* dans le rectum (élancements, ténesme, « diarrhée glaireuse »), dans le vagin, dans la vessie (signes de cystite), à la paroi abdominale... fistules (fièvre hectique) ; rupture dans le péritoine ; transformation séreuse (stérilisation spontanée du pus).....

TENIR GRAND COMPTE, DANS LE CHOIX DE LA ROUTE A SUIVRE POUR ABORDER LES LÉSIONS (abdomen, vagin), de l'AGE DE CES LÉSIONS, (degré d'infection), de LEUR

UNI OU DE LEUR BILATÉRALITÉ, de l'AGE DE LA MALADE (faculté génératrice !) de son ÉTAT GÉNÉRAL (subordonner la gravité de l'intervention au degré de résistance de l'organisme).

I. — SALPINGO-OVARITE SUPPURÉE UNILATÉRALE AIGUE

A. — Accessible par le vagin.

1° FOYER ADHÉRENT AU VAGIN : *a) directement* : aborder la collection purulente à travers le cul-de-sac postérieur, même si elle est latérale (pour technique, voir hématocèle rétro-utérine) ;

b) Par poche péritonéale à contenu séreux ou purulent :

inciser le cul-de-sac postérieur du vagin ; effondrer avec l'index ou ponctionner au bistouri la première poche qui se présente (à liquide séreux ou purulent) ;

explorer prudemment, avec l'index, les différents points de la surface interne de cette poche plus ou moins rétractée, et chercher à reconnaître, en s'aidant, s'il y a lieu, d'une pression lente exercée par l'autre main, sur l'hypogastre, une seconde poche, la véritable collection salpingienne ;

ouvrir cette dernière, si elle paraît bien limitée, en la crevant avec l'index ou à l'aide d'une pince longuette guidée sur le doigt ;

élargir l'ouverture ainsi faite en retirant ouverte la pince qui a été introduite fermée ;

laver à l'eau bouillie chaude (45° à 50°), avec une canule en verre aseptique, et *sous faible pression*, la cavité du pyosalpinx, jusqu'à ce que le liquide ressorte absolument propre ;

fixer alors tout au fond de la poche pyosalpingienne un drain en T ou un simple drain ordinaire, maintenu en place par la gazeiodoformée vaginale modérément tassée.

Soins consécutifs : Sonder régulièrement la malade, s'il y a lieu ;

prendre matin et soir la température, et se baser sur les indications du thermomètre, pour fixer le nombre des lavages à faire par le drain, dans la poche ;

Maintenir le drainage pendant longtemps et d'autant plus longtemps que la collection incisée est plus volumineuse !

Se contenter au bout d'un temps variable (tâtonnements) d'injections vaginales antiseptiques (lysol à 2 0/0 par exemple), quotidiennes, et continuer ces injections pendant plusieurs semaines après guérison ;

c) *Par cellulite pelvienne* formant tuméfaction généralement indurée, très rarement fluctuante, séparant le pyosalpinx du cul-de-sac vaginal :

« Inciser le cul-de-sac postérieur ;

décoller le péritoine avec l'index, se porter immédiatement en dehors, pénétrer entre les deux feuillets du ligament large ;

donner issue au pus contenu dans l'épaisseur de ce ligament ou atteindre la collection tubo-ovarienne à travers le tissu cellulaire de la base du ligament large, dure, lardacée, d'une épaisseur parfois très considérable ;

ouvrir la collection comme pour *b*) ;

drainer, laver, etc., comme pour *b*) ».

2° Foyer non adhérent au vagin, dont il est séparé par cavité péritonéale libre (rare dans cas aigus) :

a) Inciser le cul-de-sac postérieur du vagin et le cul-de-sac péritonéal ;

b) A travers la cavité péritonéale, aller sentir, avec l'index bien aseptique, la collection pyosalpingienne et, à l'aide de l'autre main placée à plat sur l'hypogastre, exercer une pression modérée tendant à abaisser la poche :

Si la poche se laisse bien abaisser : l'inciser, mais alors seulement qu'elle vient faire saillie entre les lèvres de l'incision vaginale ;

Si la poche s'abaisse mal ou pas du tout : renoncer à inciser la collection par le vagin, et :

a') *S'il n'y a pas urgence* : laisser refroidir les lésions et agir alors comme pour II.

b') *S'il y a urgence* : LAPAROTOMIE MÉDIANE SOUS-OM-BILICALE suivie de l'extirpation du pyosalpinx, si possible, ou, dans le cas contraire, de l'incision et du drainage de la collection, *ou mieux*, (pyosalpinx volumineux), LAPAROTOMIE SOUS-PÉRITONÉALE, incision et drainage du foyer.

B. Inaccessible par le vagin :

S'il n'y a pas urgence : laisser refroidir les lésions et agir alors comme pour II B ;

S'il y a urgence : agir, suivant les circonstances, comme pour (c. 2° *b'*).

II. SALPINGO-OVARITE SUPPURÉE UNILATÉRALE FROIDE

A. Accessible par le vagin :

1° *Femme jeune et lésions récentes* (régression possible après salpingotomie) :

Inciser la collection tubo-ovarienne après COLPOTOMIE POSTÉRIEURE, comme pour IA ;

recourir plus tard, s'il y a lieu (fistule vaginale persistante, récidive, etc...) à l'extirpation par LAPAROTOMIE.

2° *Femme jeune et lésions déjà anciennes* (régression peu probable après salpingotomie) :

Se décider d'emblée à faire l'OVARIO-SALPINGECTOMIE par le ventre.

3° *Femme ménopausée ou près de l'être et lésions plus ou moins anciennes* :

Recourir à l'ablation du foyer par LAPAROTOMIE.

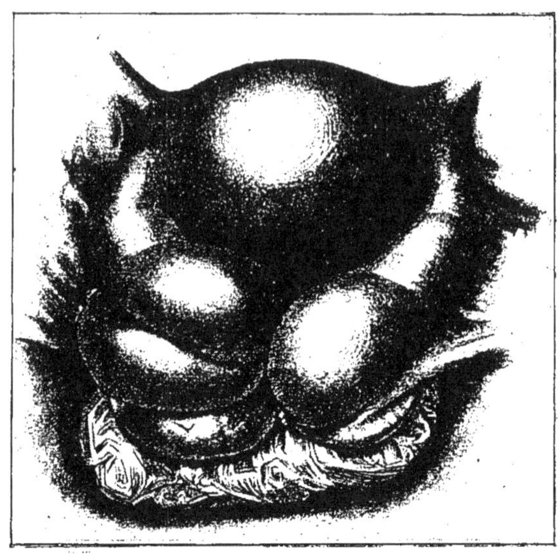

Fig. 64. — Pyosalpinx bilatéral d'après Howard A. Kelly.

B. Inaccessible par le vagin :

Faire l'OVARIO-SALPINGECTOMIE ABDOMINALE.

III. SALPINGO-OVARITES SUPPURÉES BILATÉRALES AIGUES, LÉSIONS COMPLEXES (périmétro-salpingites).

A. Foyers bas situés, accessibles par le vagin :

Incision des foyers et évacuation du pus par COLPOTO-MIE POSTÉRIEURE (technique comme pour I A) ;

Si persistance des accidents malgré large drainage ou récidive plus ou moins éloignée : faire l'ablation de l'uté-rus et des annexes par le vagin (CASTRATION VAGINALE TOTALE).

B. **Foyers haut situés, inaccessibles ou difficilement accessibles par le vagin :**

a) Etat général mauvais ; signes d'infection grave :
Faire L'HYSTÉRECTOMIE VAGINALE ;
b) Etat général suffisant ; infection peu intense :
Faire L'HYSTÉRECTOMIE ABDOMINALE TOTALE ou mieux SUB-TOTALE (sauf lésions cervicales profondes) (position de Trendelenburg ; isolement du champ opératoire par compresses aseptiques).

IV. SALPINGO-OVARITES SUPPURÉES BILATÉRALES FROIDES

A. Accessibles par le vagin :

1º *Femme jeune et lésions récentes* (régression possible après salpingotomie) :
Inciser, après COLPOTOMIE, les collections tubo-ovariennes.
Recourir plus tard, s'il y a lieu (troubles persistants, récidive...), au traitement comme pour IV 2º.

2º *Femme jeune et lésions déjà anciennes* (régression improbable après salpingotomie) :
Pratiquer la LAPAROTOMIE et agir le plus économiquement possible :

a) Si impossibilité de conserver, même partiellement annexes : faire L'HYSTÉRECTOMIE ABDOMINALE TOTALE OU SUB-TOTALE (suivant état du col);

b) Si possibilité d'intervention partielle (conservation d'un ovaire) : respecter l'utérus (sauf lésions profondes);

3º *Femme ménopausée ou près de l'être :* se décider rapidement pour CASTRATION TOTALE PAR VOIE VAGINALE.

B. Inaccessibles par le vagin :

1° *Femme jeune* : Pratiquer la LAPAROTOMIE et agir comme pour IV 2°.

2° *Femme ménopausée ou près de l'être* : se décider rapidement pour CASTRATION TOTALE PAR LE VENTRE.

V. SALPINGO-OVARITES SUPPURÉES AVEC LÉSIONS DE PÉRI-MÉTRO-SALPINGITES COMPLEXES ET DIFFUSES FIXANT L'UTÉRUS DANS LE PETIT BASSIN PAR VRAI MASTIC IN-FLAMMATOIRE :

Faire L'HYSTÉRECTOMIE VAGINALE.

VI. SALPINGO-OVARITE SUPPURÉE OUVERTE

a) Dans organe voisin : faire L'HYSTÉRECTOMIE VAGI-NALE ou ABDOMINALE (siège plus ou moins élevé des lésions, état général plus ou moins satisfaisant !) ;

b) Dans péritoine (péritonite aiguë) : faire la LAPARO-TOMIE, laver et drainer la séreuse.

VII. SALPINGO-OVARITES TUBERCULEUSES

En l'absence de toute contre-indication opératoire (tuberculose pulmonaire avancée...) :

Faire la LAPAROTOMIE et agir suivant les circonstances;

a) Péritonite tuberculeuse généralisée :

Ne pas toucher aux organes génitaux ;

b) Salpingo-ovarite tuberculeuse unilatérale (pelvi-péritonite localisée autour de la trompe malade) :

Faire l'ABLATION UNILATÉRALE DES ANNEXES ;

c) Salpingo-ovarite tuberculeuse bilatérale avec pelvi-péritonite (la règle) :

Faire la CASTRATION TOTALE.

URÉTROCÈLE VAGINALE

(Hernie dans le vagin de la paroi inférieure de l'urètre dilatée)

Éléments étiologiques : Diminution de résistance de la paroi antérieure du vagin à la suite de grossesses multiples (congestions réitérées),
d'accouchements, surtout longs et laborieux (déchirures interstitielles) :
procidence et dilatation consécutives de la paroi inférieure de l'urètre,
infection secondaire de cette poche urineuse (calculs, urines purulentes,
altérations destructives de la muqueuse urétrale) ;

Femmes âgées, multipares surtout.

Signes cliniques : tumeur siégeant immédiatement en arrière du
méat, sur le trajet de la moitié antérieure de l'urètre, du volume d'une
noisette ou d'une noix, augmentant pendant l'effort, arrondie ou ovoïde
à grand diamètre antéro-postérieur, bien limitée supérieurement, rénitente, fluctuante, dépressible, recouverte par la muqueuse vaginale
saine avec ses rides transversales, rosée, parfois violacée, légèrement
sensible, quelquefois douloureuse au toucher. Le cathétérisme, pratiqué
en suivant la paroi inférieure du canal, montre d'abord poche urétrale,
puis poche vésicale. Possibilité de vider la poche par pression digitale
faite par le vagin (urines, muco-pus, pus...).

Pollakiurie, mictions pénibles, en jets saccadés, souvent très douloureuses ; rétention d'urine rare ; incontinence fréquente : la malade se
trompe au moindre mouvement; gêne du coït, état moral parfois déplorable.

EXCISION DE LA POCHE :

Soins préopératoires : Quelques jours avant l'opération,
assurer, autant que possible, (s'il y a lieu), l'asepsie de la
poche urineuse : évacuation régulière et injections de la
solution de nitrate d'argent à 1/50 ;

Antisepsie du vagin : lavages au sublimé à 1 p. 1000

(voir *vaginites chroniques*); tamponnement à la gaze iodo-formée.

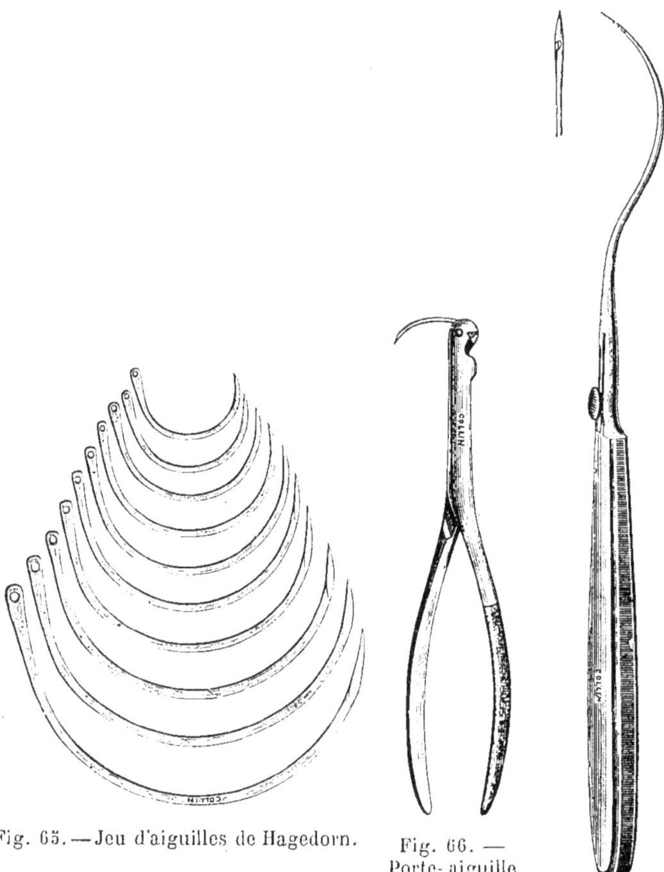

Fig. 65. — Jeu d'aiguilles de Hagedorn.

Fig. 66. — Porte-aiguille à arrêt, de Pozzi, pour grandes aiguilles plates (de Hagedorn)

Fig. 67. — Aiguilles du Dr Reverdin à grande courbure.

Technique opératoire : Mettre la malade dans la position de la taille : (voir *positions gynécologiques*) ;

Anesthésie (générale, locale ou lombaire à la cocaïne); Faire un bon lavage vaginal au sublimé à 1 p. 1000 ;

Introduire une valve postérieure, réclinant la fourchette ;

Introduire dans l'urètre, jusque dans la vessie, un cathéter cannelé ;

Avec un bistouri, suivant la cannelure du cathéter, fendre la tumeur en 2 parties sur la ligne médiane ;

Avec des ciseaux, exciser les deux moitiés de la poche.

Suturer, aux fils d'argent (avec une aiguille d'Hagedorn (fig. 65) montée sur le porte-aiguille de Pozzi (fig. 66) ou l'aiguille de Reverdin courbe (fig. 67), les deux lèvres de la plaie, en faisant en sorte que les fils ne traversent pas la muqueuse urétrale.

Sonde à demeure pendant 24 heures, ou mieux cathétérismes répétés ;

Mèche de gaze iodoformée dans le vagin.

Enlever les fils au 5e jour.

VAGINISME

Eléments étiologiques : Nervosisme; femmes jeunes; causes déter-
minantes locales très variées : éraillures, excoriations, inflammation
de l'hymen, des caroncules myrtiformes, de l'orifice uréthral, de la fosse
naviculaire : (tentatives de défloration); vulvo-vaginites infectieuses
(blennorragie) ; fissures ; végétations ; polypes vulvaires ; affections
utérines (ulcérations du col, endométrites, tumeurs polypoïdes, déviations utérines !)

Affections périutérines? (tumeurs, inflammations).

Signes cliniques : hyperesthésie avec contracture ; hyperesthésie
sans contracture. *Hyperesthésie :* rarement toute la vulve en est le
siège ; le plus souvent localisée en certains points (caroncules, bord
libre de l'hymen, fourchette, urètre....) qui doivent être exactement
déterminés par le palper avec la pulpe de l'index. En l'absence de lésions vulvo-vaginales, songer aux lésions possibles, de siège plus élevé
(ulcérations du col, tumeurs polypoïdes, etc...) et les rechercher à l'aide
du toucher vaginal (voir plus loin).

Contracture : décélée par le toucher vaginal qui, en plus, indique le
siège exact de la zone contracturée (vaginisme supérieur siégeant au
1/3 supérieur du vagin (releveur de l'anus) ; vaginisme inférieur
(sphincter vulvaire));

Si (fait fréquent) *toucher vaginal impossible :* y préparer la malade
(Verchère) : *a)* interdire tout rapprochement sexuel ; *b)* ordonner un bain
tiède par jour (d'une demi-heure à 3/4 d'heure) et, après chaque bain,
une onction, renouvelable deux ou trois fois dans la journée, avec la pommade suivante : chlorhydrate de cocaïne 4 grammes, vaseline 30 g. Après
3 jours de préparation, tenter un examen : *a)* Mettre la malade en
position de la taille ; *b)* lotionner l'orifice vulvaire et la face interne des
petites lèvres, avec un très fin pinceau de blaireau, trempé dans une solution de cocaïne à 20 p. 100 ; *c)* appliquer dans l'orifice vulvo-vaginal, un petit tampon de coton hydrophile imbibé de la même solution
et laissé à demeure huit à dix minutes. *Après cette préparation,* toucher
vaginal, avec index vaseliné, généralement possible ; il permet de ré-
soudre les questions suivantes : degré et siège de la contracture, état
du vagin, du col utérin ?

En cas d'échec : ponction sous-arachnoïdienne lombaire de cocaïne, ou anesthésie générale à pousser très loin (longue résistance du ré-flexe vulvo-vaginal).

Impossibilité du coït ; fécondation rare, vue cependant ; vaginisme disparu ou atténué pendant grossesse ; guérison fréquente par accouchement (dilatatio n forcée) ; état moral parfois déplorable.

DEUX INDICATIONS THÉRAPEUTIQUES :

I. *Supprimer la lésion locale*, **épine provocatrice.**
II. *Traiter l'état général* **(Nervosisme).**

I. — TRAITER ET GUÉRIR LA LÉSION LOCALE

A. — Vaginisme par traumatisme vulvaire (tentatives de défloration) : repos génital absolu ;

Bains de siège tièdes (32°) prolongés (eau bouillie, simple, boriquée) ;

Pendant la nuit, appliquer sur la région vulvaire des compresses bouillies dans une solution de sublimé à 1/10.000 ;

Suppositoires morphinés ou belladonés ;

Pendant le jour, saupoudrer la vulve avec de la poudre d'iodoforme, d'amidon ou de sous-nitrate de bismuth ; ou encore : onctions vulvaires avec vaseline boriquée ou iodoformée ;

S'il y a éraillures, excoriations, fissures : traitement comme pour D.

B. — Vaginisme par vulvo-vaginite infectieuse : (voir vulvo-vaginite) ;

S'il y a contracture s'opposant aux injections vaginales : bains de siège, matin et soir ;

Lotions vulvaires avec solution de sublimé à 1/4000 ;

Cautérisations avec solution de nitrate d'argent à 1 50 ;

En cas d'échec : dilatation comme pour D *b* ;

C. — Vaginisme avec hyperesthésie localisée à l'hymen ou aux caroncules myrtiformes :

a) EXCISION DE L'HYMEN OU DES CARONCULES :

Technique : mettre la malade en position de la taille ; faire écarter par un aide les lèvres vulvaires ;

Maintenir pendant 5 minutes, en contact avec les parties à exciser, un petit tampon d'ouate imbibée de la solution cocaïnée à 20 p. 100 ;

Exciser aux ciseaux courbes l'hymen ou les caroncules ;

Réunir par un surjet au catgut les lèvres de la plaie ainsi formée.

b) DILATATION PROGRESSIVE : la commencer 8 jours après l'opération précédente : à l'aide de spéculums à bains, de calibre croissant, que la malade, pendant un bain de siège, introduit elle-même successivement dans son vagin, après les avoir suffisamment vaselinés ;

Ou encore : dilatation progressive, faite par le chirurgien (malade en position de la taille) avec la série des bougies d'Hégar, enduites de vaseline cocaïnée.

En cas d'échec : (coït douloureux) : dilatation brusque comme pour D *b*).

D. — Vaginisme à point de départ fissuraire (fissure des caroncules, de la fourchette...)

a) TRAITER LA FISSURE : cautérisation au thermocautère, ou à l'aide de la solution de nitrate d'argent à 1 pour 20, ou à la teinture d'iode ;

En cas d'échec : excision de la région fissuraire comme pour C *a*).

b) DILATATION BRUSQUE : *a'*) *digitale* : *Technique* : mettre la malade en position de la taille ; (voir *positions gynécologiques*).

Anesthésie générale (éther, chloroforme, bromure d'éthyle) poussée très loin ; ou anesthésie par injections sous-arachnoïdiennes lombaires de cocaïne (excellents résultats personnels) ;

Bien vaseliner la région vulvaire ;

Introduire dans l'orifice vulvo-vaginal, dos à dos, les

deux pouces, eux-mêmes vaselinés, et les écarter l'un de l'autre jusqu'à ce qu'ils arrivent au contact des parois latérales de l'excavation;

Les maintenir en place quelques minutes et exercer, avant de les retirer, des mouvements de massage de la région vagino-vulvaire;

Retirer les doigts et les remplacer par mèche de gaze vulvo-vaginale.

b') Instrumentale : introduire dans le vagin le spéculum de Trélat fermé et le retirer ouvert.

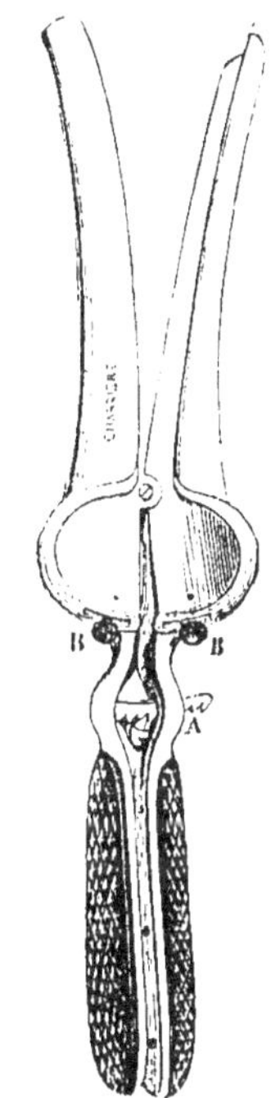

Fig. 68. — Spéculum de Ricord.

Si le vaginisme est supérieur : vaincre la résistance périnéale : « dilatation avec le spéculum de Ricord; (fig. 68).

Introduire ensuite le spéculum de Sims, dont on appuie la branche sur le plancher vaginal, en la dirigeant profondément en arrière, dans la direction du coccyx » (fig. 69).

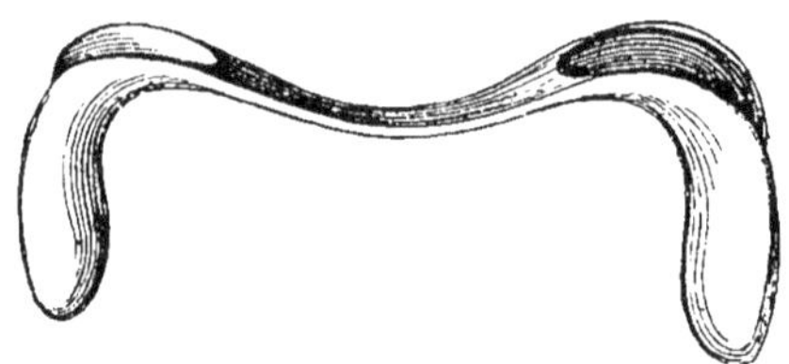

Fig. 69. — Valve de Sims.

ACCIDENTS DE LA DILATATION BRUSQUE : 1° *mort par anesthésie générale* : endormir la malade à fond ; (préférer la cocaïnisation sous-arachnoïdienne).

2° *Hémorragie* : injections vaginales très chaudes ; tamponnement à la gaze iodoformée ;

3° *Douleurs très vives consécutives :* piqûres de morphine ;

4° *Rétention d'urine :* cathétérisme.

E. — Vaginisme par végétations (voir ce mot), **polype uréthral :** excision et dilatation brusque consécutive, s'il y a lieu.

F. — Vaginisme par lésions du col utérin? : traiter ces lésions comme il convient, après dilatation *progressive*, comme pour C *b*, ou *brusque*, comme pour D *b*, s'il y a contracture en interdisant l'accès.

G. — Vaginisme chez malade se refusant à toute intervention : tenter le TRAITEMENT ÉLECTRIQUE (faradisation) :

Technique (Thouvenaint) : employer le courant de tension, en faisant usage de l'électrode vaginale d'Apostoli ;

Porter l'électrode successivement sur tous les points

du vagin, en insistant particulièrement sur la fourchette
et sur les points spécialement hyperestésiés ;

Exercer avec l'électrode une certaine pression sur la
fourchette.

Ne pas craindre de prolonger les séances (1 heure 1/2
quelquefois) : huit à dix séances sont nécessaires le plus
souvent.

**II. — Vaginisme rebelle à tous les moyens sus-
indiqués** : intervention sanglante : SECTION DU SPHINC-
TER VAGINAL (opération de Sims) :

Technique : mettre la malade en position de la taille ;
Anesthésie générale (chloroforme, éther) ou analgésie
cocaïnique par voie lombaire ; précautions antiseptiques
d'usage ;
Introduire dans le vagin deux doigts de la main gauche ;
Faire, de chaque côté de la fourchette, successivement,
une incision dirigée de haut en bas, se terminant au repli
du périnée, mesurant 5 centimètres de long et intéressant à la fois le tissu vaginal, l'anneau vulvaire et le
périnée (par son 1/3 inférieur) ;
Exciser l'hymen, les caroncules et toutes les parties de
la vulve reconnues sensibles avant l'opération ;
Tamponner fortement, pour le dilater, l'orifice vulvo-
vaginal avec de la ouate ;
Laisser le tamponnement jusqu'au lendemain et le
remplacer par un dilatateur en verre, laissé en place 2 à
3 heures par jour pendant 2 ou 3 semaines.

Modification de Verchère (autoplastie) : « faire, au bistouri, les deux incisions latérales parallèles l'une et l'autre
à l'axe du vagin, distantes d'un centimètre du raphé, et
dépassant en profondeur les fibres musculaires du raphé ;
Saisir les lèvres de chacune des incisions, avec une
pince à griffes, à leur partie moyenne ;
Écarter ces lèvres de façon à transformer l'incision
primitive en un losange transversal ;
Les deux angles primitifs se rapprochent ;
Suturer alors d'avant en arrière ;

On transforme ainsi la ligne d'incision antéro-postérieure en une ligne de suture transversale, bordant en
quelque sorte l'orifice vaginal, dont les dimensions seront
ainsi considérablement augmentées » ;

Tamponnement iodoformé sur l'orifice vaginal.

DÉBRIDEMENTS ET ÉVERSION DE LA MUQUEUSE (opération de Pozzi) :

Soins préopératoires comme pour I ;

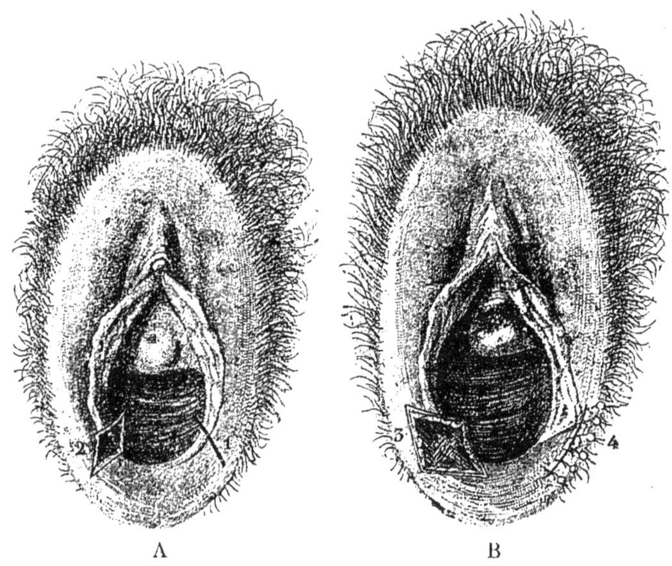

Fig. 70. — Opération contre le vaginisme (Pozzi).

A. — 1, Incision perpendiculaire à la marge de la vulve, à l'union
de la fourchette et des petites lèvres ; 2, écartement des bords de l'incision après la section.

B. — 3, Écartement des bords de l'incision après dissection et libération sous-cutanée ; 4, Suture de l'incision ramenée à une ligne parallèle à la marge de la vulve.

Technique : commencer par excision de l'hymen et dilatation forcée de la vulve avec deux doigts ;

Faire, à droite et à gauche, une incision latérale de 3 à 4 centimètres, à l'union du tiers inférieur avec les deux tiers supérieurs de l'orifice vulvaire, dépassant un peu plus en bas qu'en haut la ligne d'insertion de l'hymen et formant avec elle une croix ;

Faire cette incision suffisamment profonde, pour diviser dans une épaisseur de 2 à 3 millimètres, la couche la plus superficielle des fibres du constrictor cuni ;

Disséquer les lèvres de la plaie qui prend alors la forme d'un losange à grand axe parallèle au bord de l'orifice vulvaire ;

Suturer aux crins de Florence et, *dans le sens transversal*, chacune des deux incisions ;

Réunir par un surjet au catgut la plaie qui résulte de l'excision de l'hymen (fig. 70 et 71).

II. — TRAITER L'ÉTAT GÉNÉRAL

Bromure de potassium, valérianate d'ammoniaque, arsenic, hydrothérapie. Eaux de Néris, Luxeuil, etc...

« Surveiller l'état mental des prédisposées à la folie par l'hérédité (changements de milieu, voyages... »).

VAGINITES CHRONIQUES

Éléments étiologiques : *blennorhagie*, mais localisation rarement isolée de cette infection : coexistence fréquente d'une autre localisation entretenant la vaginite (métrite du col, urétrite, vulvite...) ; *vaginite des femmes enceintes* (simple ou gonorrhéique) ; *vaginite sénile* (malpropreté, herpétisme...). *Corps étrangers du vagin* (pessaires, éponges...).

Signes cliniques : *a*) *Vaginite blennorrhagique* : sécrétion mucopurulente ou purulente plus ou moins considérable, quelquefois localisée dans les culs-de-sac (blennorrhagie des culs-de-sac) ; muqueuse vaginale rugueuse, granuleuse ; *coexistence* d'uréthrite (issue de pus par le méat, si on presse de haut en bas sur l'urèthre, avant que la malade ait uriné), de prœuréthrite (folliculites prœuréthrales) de métrite du col (voir ce mot).

b) *Vaginite des femmes enceintes* : écoulement jaunâtre d'abondance variable ; muqueuse vaginale granuleuse ; coexistence ou non d'autres localisations infectieuses, suivant qu'elle est ou non blennorrhagique.

c) *Vaginite sénile* : leucorrhée séreuse, parfois teintée de sang, assez souvent fétide « muqueuse lisse, miroitante, de couleur semblable à celle de la conjonctive doublée du cartilage tarse, après luxation de celui-ci. »

d) *Vaginite par corps étrangers* : écoulement leucorrhéique plus ou moins abondant, assez souvent purulent, fétide, hémorragique ; ulcérations possibles du vagin.

I. — VAGINITE BLENNORRHAGIQUE

RÈGLE CAPITALE ! : songer toujours, pour les rechercher et les traiter, aux localisations concomitantes de l'infection gonococcique (uréthrite, folliculites, métrite du col) :

Lavages vaginaux au sublimé à 1 p. 2000 : *a*) Afin d'établir un contact plus intime entre la muqueuse vaginale et la solution de sublimé, détacher les couches superficielles de l'épithélium, en mettant dans le vagin, le jour qui précède le lavage au sublimé, un tampon d'ouate imbibée de glycérine au tannin (Sanger).

Mettre la malade en position de la taille : (voir *positions gynécologiques.*)

bien savonner la vulve ; laver le vagin à grande eau ;

introduire le spéculum de Fergusson et faire passer dans le vagin 2 litres de la solution, tiède (35°) ;

Pansement : Après avoir évacué complètement le liquide, introduire dans le vagin un bourdonnet d'ouate imbibée de glycérine iodoformée, ou simplement une mèche de gaze iodoformée ;

Si statu quo : *b)* Modifier les lavages vaginaux de la façon suivante :

ne pas se servir de spéculum ;

introduire dans le vagin, jusque dans le cul-de-sac postérieur, une longue canule en verre (voir vulvo-vaginites), et, tandis que le liquide s'écoule dans le vagin (bock-laveur tenu à 1 mètre au-dessus du vagin), rincer avec l'index droit les parois vaginales ;

Pansement : comme pour *a).*

c) Si *b)* ne suffit pas : recourir à l'emploi de la levûre de bière (Jacobs) : se servir de levûre de bière fraîche, conservée sur de la glace, souvent renouvelée ;

diluer cette levûre en y ajoutant soit de l'eau sucrée soit de la bière, de façon à rendre la solution assez liquide, pour l'introduire facilement dans une seringue de verre ;

Injecter au niveau des culs-de-sac 20 centimètres cubes environ de la dilution (malade en Trendelenburg), puis placer un tampon vaginal d'ouate stérilisée.

Recommencer l'opération trois jours après.

Si (fait fréquent), à la suite de la 2ᵉ ou de la 3ᵉ application, il y a du prurit vaginal : faire *des injections vaginales avec carbonate de soude.*

S'il y a, en même temps que vaginite, de la métrite du

col : introduire dans le vagin le spéculum de Fergusson (fig. 71) ;

avec une seringue de 20 centimètres cubes, introduire 10 centimètres cubes de la dilution dans la cavité du col ; placer ensuite au-devant du col un tampon d'ouate stérilisée et l'enlever au bout de 24 heures.

Recommencer l'opération 3 jours après.

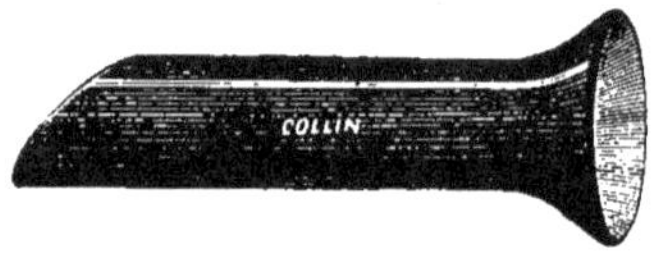

Fig. 71. — Spéculum de Fergusson.

II. — VAGINITE DE LA FEMME ENCEINTE

a) Gonococcique (voir vulvo-vaginite blennorrhagique). Gare aux yeux de l'enfant! (jus de citron, nitrate d'argent à 1 p. 100).

b) Simple : injections vaginales (surtout pendant les 15 derniers jours de la grossesse), avec solution de sublimé à 1/5000, lysol 2/100, solution phéniquée à 1/200, etc...

III. — VAGINITE SÉNILE

Badigeonner la muqueuse avec la solution de nitrate d'argent à 1/30 ;

Tamponner le vagin avec gaze aseptique imbibée de glycérolé de tannin ou de vaseline boriquée, *ou mieux*, (si fétidité), iodoformée.

IV. — VAGINITE PAR CORPS ÉTRANGERS

Extraction du corps étranger ; lavages antiseptiques consécutifs.

VÉGÉTATIONS VULVAIRES

Clinique : Mettez la malade en position de la taille : vous voyez, implantée sur la vulve, qu'elle recouvre partiellement ou en totalité, s'étendant parfois aussi sur le pourtour de l'anus et jusque dans le sillon interfessier, une masse, blanc-rosée ou rouge-vineuse, parfois très volumineuse (tête de fœtus), faite de végétations agglomérées et divisée, comme un chou-fleur, en mamelons de dimensions variables, par de profonds sillons ; une odeur forte, très désagréable, s'en dégage ; un suintement, sanieux et fétide, très irritant, produit de l'érythème et souvent un prurit intense. Pratiquez le toucher ; peut-être rencontrerez-vous dans le vagin des productions semblables.

Le tableau clinique varie d'une malade à l'autre ; vous pourrez, dans

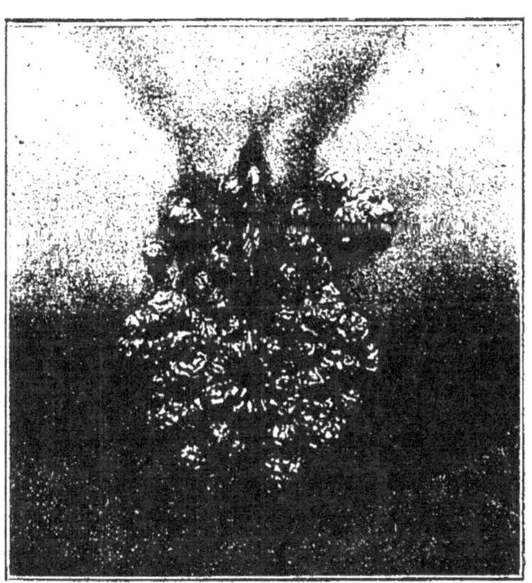

Fig. 72. — Végétations périnéo-vulvaires.

maintes circonstances, rencontrer des lésions moins étendues, parfois très discrètes, des végétations isolées (crêtes de coq), pédiculées ou sessiles et comme semées çà et là. Entre ces deux formes, tous les intermédiaires sont possibles.

Le diagnostic s'impose : il s'agit de *papillomes*, c'est-à-dire de tumeurs constituées par des papilles cutanées ou muqueuses hypertrophiées.

Sachez que la syphilis n'est pour rien dans la formation de ces papillomes ; informez-vous si la femme est enceinte, car la leucorrhée des femmes grosses les produit fréquemment, comme, du reste, tout écoulement vaginal, quelle qu'en soit la nature, blennorrhagique ou non, chez les femmes peu soucieuses des soins de propreté (fig. 72).

I. — VÉGÉTATIONS NAISSANTES, EXCROISSANCES CUTANÉES OU MUQUEUSES A PEINE APPRÉCIABLES

Appliquer sur la région vulvaire des compresses bouillies, imbibées d'une solution de résorcine à 2 p. 100 ;

Recouvrir les compresses d'un feuillet de Makintosh ;

Bandage en T.

Ou bien : Cautériser chaque excroissance avec la lame du thermocautère.

II. — VÉGÉTATIONS ISOLÉES, PÉDICULÉES

a) Anesthésie locale au chlorure d'éthyle ;

b) Sectionner, aux ciseaux, le pédicule de chaque végétation, aussi près que possible de son point d'implantation ;

c) Cautériser la petite plaie au thermocautère.

III. — VÉGÉTATIONS ISOLÉES, SESSILES

A. **Méthode rapide :** *a*) Anesthésie locale au chlorure d'éthyle ;

b) Ablation au bistouri et à la pince à griffes, de chaque végétation ;

c) Cautériser les petites plaies au thermocautère ;

d) Pansement humide (compresses bouillies recouvertes d'une toile imperméable).

B. Méthode lente : Attouchements quotidiens de chaque végétation, jusqu'à dessiccation et chute spontanée, avec un pinceau humecté d'eau et imbibé de résorcine pure :

Ou encore : Cautériser chaque végétation, jusqu'à disparition complète, avec acide chromique (5 gr. p. 25 gr. d'eau) ou avec le mélange suivant :

Acide oxalique . . . 15 grammes
Acide salicylique . . 5 —

IV. — VÉGÉTATIONS MULTIPLES, ÉTENDUES ET SESSILES

A. Méthode rapide : comme pour (A. III).

B. Méthode lente (Silbermintz) :

a) *Végétations sèches* sur peau sèche (face externe des grandes lèvres) ; badigeonner au collodion riciné, renfermant 50 p. 100 de résorcine (2 ou 3 applications suffisent) ;

b) *Végétations humides* (sur muqueuse) : 1° Assécher les végétations en les lavant avec la liqueur d'Hoffmann ;

2° Badigeonner avec le collodion résorciné :

Collodion riciné . . . 80 grammes
Résorcine . . . . . 20 —

Dans tous les cas : bains locaux boriqués et isolement des surfaces atteintes par compresses de tarlatane.

CONTRE LES RÉCIDIVES : Laver avec solution de résorcine à 0,05 p. 100 et saupoudrer avec :

Carbonate de zinc . . . }
Sous-nitrate de bismuth. } *āā* 5 grammes
Résorcine . . . . . . 2 —
Poudre de talc . . . . 80 —

V. — VÉGÉTATIONS LUXURIANTES AGGLOMÉRÉES, FORMANT MASSE EN CHOU-FLEUR VOLUMINEUX

a) Anesthésie générale (éther, chloroforme, bromure d'éthyle), *ou* partielle (cocaïnique lombaire), ou locale (solution de cocaïne à 1 p. 100).

b) Circonscrire, par une incision au bistouri, la base d'implantation de la tumeur ;
disséquer et enlever la surface cutanée, muqueuse, ou cutanéo-muqueuse, sur laquelle la tumeur s'insère ;
réunir, par un surjet au catgut, les lèvres de la plaie ainsi formée ;

c) Pansement à la gaze iodoformée.

Si la tumeur est très volumineuse : Excision aux ciseaux et cautérisation, avec le thermocautère, de la base des végétations.

VI. — VÉGÉTATIONS DE LA FEMME ENCEINTE

Intervenir comme pour I, II, III, IV, V, suivant les cas.

Si contre-indications absolues (état nerveux, avortements antérieurs, etc.) : antisepsie vulvo-vaginale rigoureuse (injections et lavages au sublimé à 1 p. 4000).

VULVITE CHRONIQUE

« L'infection chronique de la muqueuse génitale, chez la
femme, tend à se localiser et à se perpétuer en telle ou telle
région des organes génitaux externes. » (Verchère).

Éléments étiologiques : blennorrhagie ; elle succède à vulvo-vaginite aiguë ou est chronique d'emblée ; l'infection peut se localiser au
niveau de toutes les glandes vulvaires (prœuréthrales, vestibulaires,
de Bartholin), mais surtout au niveau des glandules vestibulaires.

Signes cliniques : issue au niveau des glandules infectées, par
pression de ces glandules entre le pouce et l'index, d'une goutte de
pus indéfiniment contagieuse ;

Allure essentiellement chronique : (folliculite congestive et hypertrophique) ; poussées inflammatoires aiguës fréquemment observées sous
l'influence de causes congestives (règles, grossesse, coïts répétés...)
donnant naissance aux abcès aigus folliculaires souvent terminés par
fistules vulvo-vulvaires, vulvo-périnéales, vulvo-vaginales, vulvo-anales,
vulvo-rectales.

Détruire, par la *cautérisation avec la fine pointe du
thermocautère portée au rouge,* chacun des follicules
vulvaires enflammés ;

Ou encore : GALVANOCAUTÉRISATION (Martineau) ;

« Se servir d'une pile Chardin de huit éléments, au bi-
chromate de potasse ; du porte-cautère spécial de Chardin à tiges de platine extrêmement fines, pour limiter au
seul point nécessaire l'action du cautère ;

Introduire le platine froid dans le follicule ; établir le
courant avec une pédale, grâce à laquelle se fait la communication entre la pile et l'appareil (ce qui permet de

ne pas provoquer de mouvements de l'appareil, inévi-
tables si, pour établir le courant, on devait presser sur
un bouton situé sur le manche de l'appareil).

Le lendemain il y a eschare blanchâtre au niveau du
follicule cautérisé ; l'eschare tombe le 3ᵉ jour, et, dans
l'espace de huit jours environ, la cicatrisation se fait par
prolifération de bourgeons charnus développés sur toute
la surface dénudée ; le 7ᵉ ou le 8ᵉ jour, il n'y a plus trace
de la cautérisation.

Cautériser les follicules tous les huit jours environ ;
cautériser tous les follicules rouges, sécrétants, quel que
soit leur nombre.

La guérison est généralement complète en deux ou
trois séances. »

Si on a affaire à la forme hypertrophique : *a*) énucléer
entre le pouce et l'index de la main gauche le follicule
hypertrophié ;

b) Sectionner, d'un coup de ciseaux, la base du pli
ainsi formé (après injection de cocaïne à 1 p. 100) ;

c) Rapprocher, par un point de suture au fin catgut,
les lèvres de la petite plaie ainsi formée.

VULVO-VAGINITES AIGUES

Éléments étiologiques : contagion gonorrhéique (dans la très immense majorité des cas) ; microbes saprogènes (vulvo-vaginites « sordides »).

Signes cliniques : écoulement plus ou moins abondant, purulent, jaune, filant, souvent verdâtre, très irritant, excoriant les régions voisines ; prurit, chaleur, cuisson douloureuse, mictions fréquentes et brûlantes (uréthro-cystite) : lèvres rouges, tuméfiées, parfois ulcérées.

Complications inflammatoires par propagation ; utérus, annexes, péritoine. Complications diverses de la blennorrhagie.

« **L'infection aiguë de la muqueuse génitale, chez la femme, est presque toujours généralisée** » (Verchère).

I. — PHÉNOMÈNES INFLAMMATOIRES SURAIGUS

a) Prescrire le repos complet au lit ;

b) Deux ou trois fois par jour, donner une grande injection vaginale (5 à 6 litres), avec la solution tiède (30°-35°) de permanganate de potasse à 1 p. 4000.

Technique des injections vaginales : instruments nécessaires : un bock-laveur de quatre litres, avec son tube de caoutchouc, une canule en verre de 12 centimètres de long, à bout olivaire, présentant, sur son pourtour, une série d'orifices (faire bouillir le tout) ;

Attitude de la femme : mettre la femme en décubitus dorsal, sur le bord du lit, (toile cirée sous le siège, disposée en gouttière et plongeant dans un seau), bassin élevé, cuisses fléchies, en abduction, maintenues par deux aides (ou, à défaut d'aides, jambes soutenues par deux chaises élevées).

Antisepsie parfaite des mains de l'opérateur : écarter les lèvres de la vulve ;

Introduire la canule en suivant très exactement la paroi postérieure du vagin jusqu'à ce que l'extrémité de la canule ait pénétré jusqu'au cul-de-sac postérieur.

(Avoir soin, afin d'éviter l'entrée de l'air dans le vagin, de purger le tube de l'air qu'il renferme, et d'amorcer l'instrument, avant de commencer l'injection) ;

Faire passer dans le vagin 5 à 6 litres de la solution de permanganate (bock maintenu par un aide ou mieux suspendu, à 1 mètre au-dessus du niveau du vagin).

Après chaque injection, introduire dans le vagin une mèche de gaze iodoformée imbibée de vaseline aseptique;

Interposer, entre les lèvres de la vulve, une lame de coton hydrophile aseptique.

c) Prescrire salol : 2 grammes par jour.

II. PHÉNOMÈNES INFLAMMATOIRES AIGUS

a) Continuer le repos au lit ;

b) Continuer les injections vaginales tièdes :

S'il y a encore des gonocoques (examens microscopiques) : solution de permanganate de potasse à 1 p. 2000 ;

S'il n'y a plus de gonocoques (examens microscopiques) : solution de sublimé à 1 p. 4000, solution de sulfate de cuivre à 10 p. 1000, solution de résorcine à 20 p. 1000, solution de chlorure de zinc à 1 p. 100, solution de lysol à 2 p. 100.

Modifier de la façon suivante le manuel opératoire des injections vaginales (vu douleur moindre et possibilité du toucher vaginal) :

La femme étant placée comme pour I. *b*, la canule

déversant le liquide dans le cul de sac postérieur : introduire l'index droit dans le vagin, et, avec l'extrémité de
ce doigt (ongle court), racler en la déplissant la paroi vaginale sur tout le pourtour du vagin (afin de mettre tous
les points du vagin en contact intime avec le liquide antiseptique employé) ;

Après chaque injection, faire, après introduction du
spéculum de Sims, un TAMPONNEMENT antiseptique du
vagin, avec des tampons d'ouate aseptique, gros comme
une noix, imprégnée de glycérine iodoformée, (un fil de
15 à 20 centimètres de long est fixé à la partie moyenne
de chaque tampon et sert à l'extraction) (Verchère).

Technique de ce tamponnement : Appliquer le 1er tampon dans le cul de sac postérieur (avec la pince à pansement vaginal) ; joindre à ce premier tampon, plusieurs
autres, s'il est nécessaire, pour remplir ce cul de sac ;

Tamponner de même les culs de sac vaginaux antérieur et latéraux, jusqu'à réplétion complète du fond du
vagin au pourtour du col (ainsi parfaitement isolé) ;

Placer ensuite un tampon sur le col lui-même et, par
dessus ce tampon, en superposer d'autres, en nombre
suffisant, pour que les parois vaginales se trouvent dé-
plissées (*sans distension extrême : surveiller la miction !*) ;
retirer peu à peu le spéculum, à mesure que la cavité vaginale se remplit.

III. PHÉNOMÈNES INFLAMMATOIRES SUBAIGUS

Prescrire des bains tièdes prolongés, pendant lesquels
la malade introduit et laisse en place dans son vagin un
spéculum à bains (percé de trous ou de fentes plus ou
moins larges).

Dans l'intervalle des bains : pansements vulvaires avec
coton hydrophile stérilisé recouvrant la vulve et s'inter-

posant entre les lèvres vulvaires; bandage en T (si la malade marche).

Continuer l'usage du salol : 2 gr. par jour.

Importance du TRAITEMENT HYGIÉNIQUE, dans les trois formes (suraiguë, aiguë, subaiguë) de vulvo-vaginites : proscrire les alcools, les épices, les asperges, etc...; prescrire le lait coupé d'eau de Vichy, de Contrexeville, de Vittel, etc...

VULVO-VAGINITES DES PETITES FILLES

Eléments étiologiques : 1° *Vulvo-vaginites blennorrhagiques* (gonocoque) : de beaucoup les plus fréquentes : contagion familiale (serviettes, éponges, vases de toilette), hospitalière (éponges, vases, planches des cabinets, thermomètre), scolaire (cabinets, vases, etc.), vénérienne (viol).

Assez fréquentes dans les deux premières années de la vie ; surtout communes de 2 à 7 ans.

2° *Vulvites simples, irritatives* : on y rencontre le plus souvent microbes ressemblant aux gonocoques, mais plus gros, ne prenant pas le Gram, à pouvoir pathogène encore douteux : saprophytiques, colibacillaires (malpropreté (défaut de soins, masturbation), oxyures, lymphatisme).

3° *Vulvites pseudo-membraneuses* (complications des fièvres éruptives : rougeole, scarlatine, variole).

Signes cliniques : *a*) *forme aiguë* : écoulement très abondant, franchement purulent, jaune-verdâtre, tachant et empesant le linge ; par l'orifice de l'hymen enflammé, on voit sourdre le pus (vaginite) ; vulve tuméfiée, rouge ; souvent phénomènes d'irritation plus ou moins intense (par le pus) des régions périnéale, génito-crurales (adénite inguinale) ; mictions douloureuses (uréthrite) ; démangeaisons, cuissons, brûlures, prurit (onanisme consécutif)..... leger mouvement fébrile ; guérison (3 semaines) ou chronicité ; fréquence des rechutes ; complications.

b) *Forme chronique* : succède à la précédente ou, plus rarement, s'établit d'emblée ; écoulement muco-purulent, empesant le linge, sans le tacher ; *évolution* : état stationnaire, alternatives d'améliorations et d'aggravations ; guérison ; rechutes fréquentes.

Complications : bartholinite (voir ce mot), uréthrite (bourgeonnante, fongueuse, hémorrhagique), cystite (colibacillaire) ; métrite (?) salpingo-ovarite (?) ; péritonite généralisée aiguë, tantôt grave, tantôt bénigne ; péritonite localisée et péritonite chronique subaiguë : « en présence d'une fillette atteinte d'une péritonite aiguë, cherchez toujours la vulvo-vaginite, qui est, avec l'appendicite, l'infection pneumococcique, et la fièvre typhoïde, une des grandes causes de cette affection. » (Marfan) ; ophthalmie purulente ; rhumatisme blennorrhagique aigu ou subaigu (jamais d'ankylose) : « en présence d'une arthrite aiguë ou subaiguë chez une fillette, penser à la blennorrhagie ; se souvenir que tandis que l'arthrite blennorrhagique est de tous les âges, le rhumatisme articulaire aigu franc est très rare au-dessous de 5 ans » (Marfan).

I. VULVO-VAGINITE BLENNORRHAGIQUE

A. — **Aiguë, récente, à gonocoques :**

Tous les jours et une seule fois par jour, faire, avec une solution de permanganate de potasse au millième, un grand lavage vulvaire et une grande injection vaginale.

Technique (Marfan) : bock-laveur de deux litres flambé, avec son tube en caoutchouc bouilli ; sonde en caoutchouc bouillie, adaptée à la canule en verre elle-même bouillie ;

Employer la solution de permanganate à 1/1000 tiède.

Suspendre ou faire tenir le bock à 60 centimètres au-dessus du niveau du vagin ;

Placer l'enfant dans la position obstétricale, couchée en travers de son lit sur un carré de caoutchouc, dont les deux coins, pendants sur les côtés, sont épinglés pour former une gouttière qui conduit le liquide dans un seau ;

Promener le jet sur la région clitoridienne, les lèvres, l'hymen, l'anus ;

Adapter à la canule une petite sonde en caoutchouc, que l'on fait pénétrer dans le vagin par l'orifice de l'hymen ;

Injecter le liquide sous faible pression ;

Laver à nouveau la vulve ;

Garnir l'enfant avec ouate hydrophile stérilisée, à renouveler après chaque miction.

Continuer ce traitement pendant 3 semaines (guérison en général obtenue au bout de ce temps).

B. — **Aiguë, plus ancienne, gonocoques disparus :**

Essayer le permanganate comme pour A ;
En cas d'échec (probable) : recourir :

Au sublimé.	à 1/10.000
Au nitrate d'argent . . .	à 1/3000
A la résorcine	à 1/100
Au sulfate de cuivre. . .	à 3/1000
Au naphtol	à 0,25 p. 1000

C. — **Vulvo-vaginite blennorragique chronique :**

Traitement comme pour I, B.

Après lavage vulvaire et irrigation vaginale, à l'eau bouillie ou à l'eau boriquée tiède à 2 0/0 : badigeonner, tous les deux ou trois jours, la muqueuse vulvo-vaginale, avec la solution de nitrate d'argent à 1/50.

En cas d'échec : introduire et laisser à demeure, dans le vagin, une petite bougie à l'iodoforme et appliquer, sur la région vulvaire, une pommade à l'ichtyol à 1/30, au sulfate de zinc, à l'alun, au tannin.

D. — **Vulvo-vaginite blennorragique compliquée :** *a)* traiter, comme pour I et II, les localisations vulvo-vaginales de la blennorrhagie ;

b) Traiter les complications :

Pour L'OPHTHALMIE PURULENTE, les ARTHRITES BLENNORRAGIQUES (voir nos « Consultations chirurgicales »).

Pour la BARTHOLINITE (voir ce mot).

URÉTHRITE : injections dans le canal (très court et très dilatable) de 30 à 40 grammes d'une solution de nitrate d'argent à 1 0/0, faites tous les deux jours ;

Ou encore : attouchements de la muqueuse uréthrale avec la solution de teinture d'iode à 1/10 ;

Si l'uréthrite est chronique : introduire et laisser dans le canal un crayon à l'iodoforme (iodoforme, beurre de cacao) légèrement écrasé par pression vaginale ;

Si l'uréthrite est fongueuse (hémorragie) : cautérisation des fongosités au thermocautère, au nitrate d'argent à 1/50.

Métrite, salpingo-ovarite (voir ces mots).

Péritonite : *a*) *dans les premières heures* (péritonite localisée avec péritonisme, possible) :

Traitement médical : glace sur le ventre, opium (1 centigramme d'extrait thébaïque toutes les deux heures) ; diète quasi-absolue (eau, lait glacé, par cuillerées à café) ; injections sous-cutanées de sérum artificiel (eau salée, 7/1000) ;

Suivre attentivement la malade ;

Si l'état s'aggrave (pouls de plus en plus petit, fréquent, température élevée ou basse, facies péritonitique...) :

Opérer vite : LAPAROTOMIE médiane ; lavage et drainage du péritoine ;

Injections intraveineuses de sérum (eau salée, 7/1000).

II. — VULVO-VAGINITE NON-BLENNORRAGIQUE

Bains de siège tièdes fréquemment renouvelés ; lavages vulvaires avec la solution boriquée tiède à 3 p. 100 ; injections vaginales avec la même solution, s'il y a vaginite (technique comme pour I, A).

Après les lavages et les injections, saupoudrer la vulve avec la poudre d'amidon, d'alun, d'orthoforme, ou mieux avec :

Sous-nitrate de bismuth . . ⎱
Iodoforme . . . . ⎰ parties égales.

Importance du TRAITEMENT GÉNÉRAL (scrofule, anémie, lymphatisme, etc...).

FIN

TABLE DES MATIÈRES

TABLE ALPHABÉTIQUE

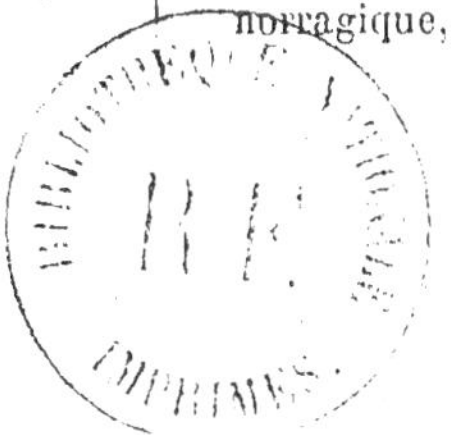